세계 최초 임상연구로 입증된

STONE
MEDICINE
광물의학

김광호 미국스탠톤대학교 총장 지음

모아북스
MOABOOKS

머리말

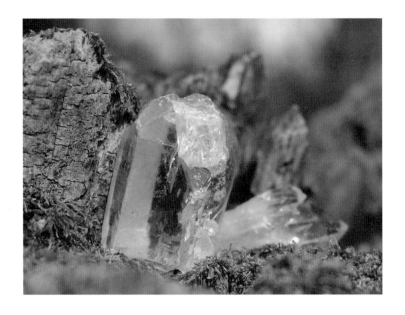

광물과 의학의 관계는 고대문명으로 거슬러 올라간다.

고대 메소포타미아의 왕국과 이집트는 여러 종류의 돌을 가루
내어 약으로 복용하기도 했으며 상흔이 생겼을 때 치료과정 중
환부에 광물을 얹어 놓으며 치료한 기록들이 있다.

구체적인 예를 들자면 기원전 5000~3100년 사이에 연망
간석, 방연석, 자철석, 휘안석을 분쇄하여 만든 색조화장으로

미용의 목적을 뛰어넘어 햇빛 차단제 및 벌레 기피제의 기능을 하기 때문이었다.

기원전 1900년 이집트에서는 재스퍼(Jasper) 같은 광물을 새로 태어난 아기를 보호하는 용도로 사용되었다.

스위스 출신으로 광물에서 약재를 추출한 의학자이다. 그는 적극적으로 광물질을 약재로 사용한 의학자다. 그는 의학적 치료제로 사용할 수 있는 무독성의 광물질을 찾아내어 상처와 만성위궤양의 치료에 좋은 효과를 보았고 수은의 이뇨작용을 알아내기도 했다.

그러나 광물 약재의 유독성을 알고 있었기에 사용 시에도 용량을 엄격히 제한했고 무독성 광물만 사용했다.

파라켈쿠스는 새로운 질병의 개념을 도입하기도 했는데 그는 대기중 떠다니는 광물성의 독성물질을 질병의 원인으로 보았다. 요즘 말하면 황사(미세먼지)와 같은 것이다.

약 5000년 전에 신농이란 중국의 의학자가 써놓은 신농본초경에선 방연석이 기생충을 사멸하는 효과를 가지고 있고 그 외 여러 광물의 의학적 기능에 대해 서술해 놓았다.

광물성 약재(광물약)은 중국 전국시대에서 후한시대를 걸쳐 신농본초경에 최초로 기록되어 있고 본초강목에 300 여종이 수록되어 있으며, 중약대사전의 약재 5,676종 중 광물성 약재가 82종 포함되어 있다.

그리고 대한약전의 한약규격집 주해서의 약재 514종 중 34종의 광물성 약재가 포함되어 있다.

가까운 예로 우리나라의 전통 한정식 한 상을 생각해 보면 가장 먼저 떠오르는 것은 놋그릇이다. 조선 시대의 왕족과 양반들은 놋그릇을 사용함으로 음식을 청결한 식기에 담아 내었는데 그 이유는 음식의 위험을 감지할 수 있게 해주기 때문이다.

그리고 음식의 신선도를 다른 그릇보다 더 오래 지속시켜 주는 데에도 있다.

현재까지 발표되어있는 광물은 5,500종에 달하며 이 모든 광물은 그 고유의 화학조성 또는 치료 및 특이한 성분을 가지고 있다.

차례

PURITON 효능과 역할

인체의 병의 근원들

항바이러스와 살바이러스

코로나 바이러스 {SARS-CoV-2(COVID-19)}

지카(Zika), 조류독감(Influenza)

에이즈(AIDS) Virus

검은털 곰팡이(Mucormycosis)

Utah State University

BIOSCIENCE LABORATORIES

항균사멸 100%

대장균(E.Coli)

포도상구균(Staphylococcus)

녹농균(Pseudomonas)

살모넬라균(Salmonella)

칸디다균(Candida)

FDA 안전기관 Adamson Analytical Lab

항암억제

유방암, 간암, 폐암, 난소암, 신장암,

백혈병(혈액암), 피부암, 흑색종(피부암)

University of California, Irvine

Dongshin University

현대의학의 진실

초기 의학들

· 인도의 아유르베다 :
우주와 인간이 하나로 연결되어 있다고 보는 인도의
전통의학이다. "아유르베다"는 "생활과학"을 뜻하는 말.

· 동북아시아의 한의학 :
한국 한의학 Korean Medicine, **탕약 중심**
중국 한의학 Chinese Medicine, **한약 중심**

· 티베트의 티베트 의학 :
오래된 과학이며, 중의 약학의 보고 중 보배. 티베트족 주민들이 질병과 장기투쟁하는
과정 중에서 부단히 총집결한 경험의학 (중의약학의 보고이기도 함).

· 아프리카 주술의학

· 독일 동종요법 (homeopathic) :
18세기 후반 독일의 의사 사무엘 하네반이 창시한 대체의학 같은 것은 같은 것으로 치료
한다는 믿음으로 하는 치료 (homo = 같은, pathy = 감정 or 치료)

· 미국 카이로프랙틱 등
손으로 척추 정렬를 바로 잡는 것 (미국 의사로 인정)

· 20세기 이전까지 의사들에게 치료약이란?
자연물질과 약초밖에 없었다.

초기 의학들의 변화

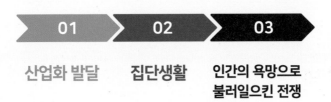

01 산업화 발달   02 집단생활   03 인간의 욕망으로 불러일으킨 전쟁

결과

1 새로운 병원균 출현, 화학약품의 확산 불러옴.

2 초기는 고집하는 의사들 갈등 심화.

3 그 권력의 균형은 20세기 의사들과 자연 약재들이 들어서면서 무너짐.

※ 잠재적으로 수익성이 좋은 의학적 치료 등에 록펠러와 모건, 카네기 재단의 재정적 후원, 의료산업 발전.

금융권의 관심 시작

① 금융가들 의학 발전을 위해 의과대학 보조금 지원

② 현대의학은 제약회사가 원하는 방향으로 왜곡

③ 외형상 의학 발전, 이후 의사들은 제약회사 의약품만 배움

④ 의사들은 10년 넘게 의대 교육 중 영양학에 대해 공부시간은 없음

⑤ 자연물질에 대해 중요성 어필하는 의사는 미국 내 돌팔이 의사로 매도되는 현대의학이 됨

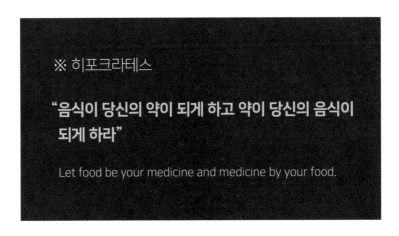

※ 히포크라테스

"음식이 당신의 약이 되게 하고 약이 당신의 음식이 되게 하라"

Let food be your medicine and medicine by your food.

※ 음식에서 해답을 찾기보다는 **병원을 방문하는 것**을 종교 **의식**처럼 여긴다.

신약 발전의 실제 보고

대부분의 약들은 우연히 발견

실제로 1930~1980년대 모든 약은 행운이나 우연
또는 그 밖의 관찰에 그 기원을 둔다.

**본질적으로 치료 혁명은 "단서" 즉 화학물질이 질병에 어떤
효과를 나타낸다는 우연한 발견에서 시작되었다.**

· 실질적으로 **화학자들이 수만 종의 화합 물질을 합성.**
· 그중 한두 개가 오로지 **우연에 의해 대박을 기대하는 룰렛 게임**을 하는
  것이다.
· 실제로 모든 **정신질환, 류머티즘 질환, 심장질환, 백혈병 치료제 등**
  이같은 방식으로 발견된 것이다.

질병의 근원 원인을 밝히는 데는 너무나 멀어진
것이 문제

머지않아 신약은

"보물창고" 또한 **"텅 빈 곳간"** 이 될 것이다.
"롤렛" 같은 방식으로 신약의 발견은 **한계**가 있다.

현대의학은 1970년에 치료 혁명 쇠퇴를 가져옴.
우연히 발견한 신약의 기술은 질병의 본질 또는 원인을 이해할
필요 없이 이루어진 사실이 가려졌기 때문이다.
의약의 눈부신 발전에도 대중의 건강 염려증은 점점 불안, 의
사들 역시 더 이상 과거같이 짜릿한 획기적 치료제가 없으므로
불만이 쌓이고 있다.

50년이 지난 지금까지 세균 및 바이러스 감염,
단일 유전자 이상, 직업병, 폐암에 있어 담배의
원인적 역할, 그리고 대부분의 암과 순환계 질환
과 주로 노화의 질병 등 일부에 불과

그 후 20년 동안 두 가지 프로젝트

신 유전학과 사회이론이다.

"이 이론은 현대의학을 쇠퇴시켰다."고 보는 견해가 있다.

우연과 경험의 기술 대신 제3의 길을 선택

질병의 원인을 규명함으로써 합리적 치료 형태,

즉 **선택 예방을 추구하는 길**을 택했다.

신 유전학

유전자 치료 논리는 세포 속에 있는 2만 5천 가지의 유전자가 서로 독립적으로 작동하므로 고장 난 자동차 부품을 갈아 끼우듯 비정상적인 유전자를 교체할 수 있다는 가정을 전제로 한다.

다른 유전자들과 연관성을 고려하지 않고 정상 유전자만 세포 안으로 삽입한다고 해서 모든 질병을 고칠 수는 없는 것이다.

사회적 이론

질병의 원인을 밝혀내고 그를 예방하기 위한
생활 습관의 변화를 말한다.
암의 원인을 발견하여 예방할 수 있다면 매우 좋을 것이다.
그러나 이러한 목표를 달성하기가 매우 어렵다.
암의 원인은 한가지가 아니기 때문이다.

※ 결론

질병은 생활 습관이나 환경의 변화로 완전히
예방할 수 없다. 극복하지 못한 대부분의 질병은
노화로 인한 알 수 없는 질병이다.
그리고 기대했던 유전자 치료도 예상보다 훨씬
복잡하다.

질병 산업에 대한 충격보고

참고 출처: 질병 판매학, 레이 모이니언, 앨런 커셀스 저자 ″

"질병 판매"라는 말이 있다.

블럭버스터(Blockbuster, 상업적으로 성공을 거두기 위해 엄청난 자금 투자자) 현상의 초기에 "실질적으로 건강한 사람 들을 아프다고 믿게 하고, 약간 아픈 사람들을 심각한 병에 걸렸다고 믿게 만들어" 값비싼 약물을 판매하려는 제약회사 들의 음모를 지칭하는 용어.

제약회사들은 인간의 '두려움'을 마케팅 도구로 삼는다.

뉴욕의 광고업자 빙그 패리

〈 질병을 브랜드화하는 기술 〉이라는 기고문에서 밝힌 내용

"의학적 질병 창조"를 촉구하기 위해

"증상의 중요성 부각" "기존 질병의 재정의"

"충족되지 않은 시장의 수요에 대해 새로운 질병을 만든 후 인지도 구축"

세 가지 주요 전략을 동원했다고 밝혔다.

다국적 제약회사 머크사의 CEO 헨리 개스덴

헨리 개스덴이 은퇴를 앞두고 솔직한 발언을 인권운동가 킹목사 버전으로 재구성한 내용이다.

> **"** 나에게는 꿈이 하나 있습니다.
> 건강한 사람들을 위한 약을 만드는 것입니다.
> 리글리 사의 껌처럼 보통의 건강한 사람에게도 우리
> 회사의 약을 파는 것 그것이 나의 꿈입니다. **"**

30년이 지난 오늘, 그의 꿈은 현실이 되었다.

머크사를 비롯한 제약회사를 필두로 이들의 후원을 받은 의학계와 언론계의 덕분일 것이다.

제약회사가 마음먹고 나서면 질병의 정의가 바뀔 수 있다.

"정상"의 범위가 대폭 줄어들고 대신 "환자"는 그만큼 늘어나기 때문이다.

다국적 제약 회사들의 질병 판매를 위한 10가지 전략

출처 : 질병판매학 / 레이 모이니헌, 앨런 커셀스 저자

전략 01
심장마비와 돌연사의 주범을 몰아라
고콜레스테롤

전략 02
정상범위를 좁혀라
고혈압

전략 03
젊은 여성을 새로운 위험군에 포함시켜라
골다공증

전략 04
약물치료가 필요한 정식 질환임을 강조하라
과민성 대장증후군

전략 05
마음이 아니라 뇌에 문제가 있음을 인식시켜라
우울증

전략 06
모든 여성을 잠재적인 고객으로 만들어라
월경 전 불쾌 장애

전략 07
정상적인 노화 과정도 질병이라고 믿게 하라
폐경

전략 08
적극적인 마케팅으로 질병을 브랜드화하라
사회 불안장애

전략 09
환자와 그 가족들을 통해 병을 홍보하라
주의력 결핍 장애

전략 10
새로운 시장을 개척하라
여성 성기능 장애

오늘의 현대의학은

01. 건강에 대한 **사소한 위험에 대해 더 불안을 느끼게 하는 현상이 도처에 관찰**된다.

02. 의학의 명성과 강력함 그리고 확장은 인간의 삶을 점점 더 **"의학화"** 현상으로 몰고 간다.

03. **사소한 증상을 과도하게 검사** 하고 치료하는 경향부터 **생명유지 장치를 부적절**하게 사용.

04. **고밀도 검사**는 하지 않아도 되는 대표적인 검사. 그리고 **멀쩡한 사람을 정신병자로 만드는 우울증 테스트 등 그 외 많은 사례**가 있다.

약은 크게 4종류

01. 마약류(모르핀)

가공스런 중독 현상

02. 마취약

03. 항생물질

세균성 질환으로부터 치료되기는 하나 부작용 많음 의사들도 신중

04. 일반적 약

특히 성인병 관계의 약이 문제이다.

장기 복용은 문제, 성인병이란 만성이기 때문에 지속적으로 사용
하면 부작용

건강 유지를 위한 인체 유익, 유해균

항생제의 과도한 살균으로 유익균들이 많이 사라지게 되면 결국은 이러한 균형이 무너지며 오히려 우리 건강을 나쁘게 할 수 있음.

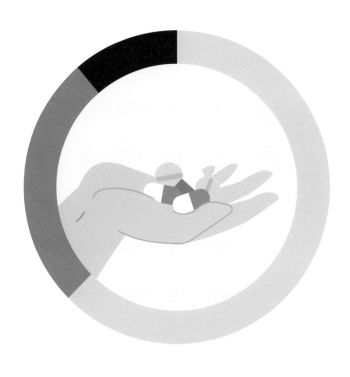

중간균   유익균   유해균

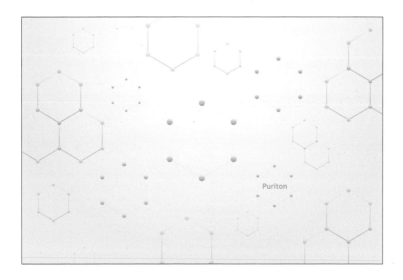

우리 몸의 90%는 미생물, 인체 세포는 10% 미생물의 균형이
깨지면 자폐, 우울증까지 오며, 미생물이 붕괴되면 암, 당뇨,
비만 등 질병이 유발.

인체와 지구의 구성 ────────

"광물(미네랄)과 인체의 내부 세계는 바다가 그 원인이다.
(일부 학자 견해)"

01. 바다의 시작 - 진화 과정을 거쳐 육상으로 이동

02. 인간의 옛 선조는 바다의 생명체에서 비롯

03. 지구상에 첫 번째로 나타난 생명체

① 바닷물에 몸을 담그고 있었다.

② 육지에 도착했을 때 바다로부터 소금을 얻음

04. 태아도 엄마의 자궁 속 양수에서 자란다.

바닷물 성분 ≒ 피의 구성성분

해수와 혈장의 관계

인체와 가장 이상적인 미네랄 조합

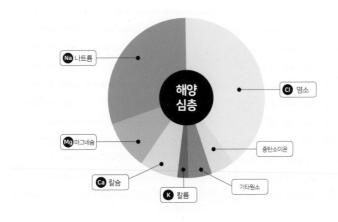

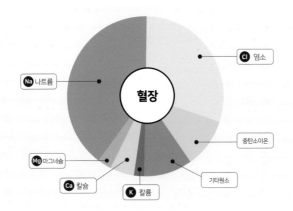

체액의 나트륨 농도는 0.9%로 전 인류가 똑같다.

"우리 몸은 약 70% 수분과 0.9%의 염분(나트륨)으로 이루어져 있다. (나머지는 단백질, 지방 등 영양소) 바닷물의 염도는 3.5%이다."

소금(미네랄 NaCl)은 체내에서 **음식물을 분해**하고 노폐물을 배설처리한다. 또 **적혈구의 생성**을 돕고 혈관 청소를 하며, **죽어가는 세포나 손상된 세포를 회복**시켜 주는 엄청난 일을 한다. 미네랄은 인체에 필수적인 식품이므로 가장 중요한 **정혈**(精血) 작용을 한다.
우리 몸의 피를 건강하고 맑게 만드는 데 중요한 역할을 하는 것이다.

염분이 없는 호수가 마르면 어떻게 될까?

"염분이 많은 미네랄들을 만들어낸다."

원인 1

지반이나 토양에 있는 미네랄들이 호수들에 녹아들고, 물이 증발하면서 미네랄과 염분들이 농축되어 쌓이는 것이다.

특히 알칼리성 미네랄이 다량 존재할 경우 그 농축도가 높아지게 된다(Searls Lake) 이는 pH값이 높은 알칼리성 환경에서 발생하기 쉽다.

원인 2

염분(미네랄)은 땅에도 있다.

염분은 바닷물에만 있는 것이 아니라 땅에도 존재 한다.

지구의 지반과 토양에도 다양한 양의 염분(미네랄)
이 존재하기 때문이다.
땅의 지질은 산화물, 염화물, 탄산염 등의 미네랄
을 함유한다. 특히 알칼리성 미네랄은 물과 반응
하여 염분을 생성하기도 한다.

바닷물의 염분 근원은 땅인 것이다.

01. 바닷물이 염분(미네랄)이 많은 이유는 호수와 빗물들이 계속해서 들어오고 증발함으로 미네랄이 물에 녹아들기 때문이다.

02. 소금은 땅의 미네랄 중 하나인 염화나트륨(NaCl)으로 구성되어 있다. **소금에는 80종 이상의 미네랄**이 들어있다. 그중 나트륨과 염소 성분이 약 95% 이상이다.

땅에 있는 미네랄들이 물과 상호작용하면서 염분이 형성된 것이다. 이렇게 형성된 염분이 강, 호수 등을 통해 바다로 흘러들어가면 바닷물의 염분이 증가하게 된다.

그렇기 때문에 **소금의 근원은 땅에서 유래한 염분**(미네랄)이라고 할 수 있다.

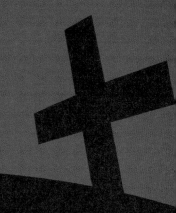

"하나님이 흙(광물)으로 사람을 지으시고"

−창 2장 7절(기독교, 유대교)

창 1 : 2

" 지구는 흑암에 싸인 채 물로 뒤덮어 있었고……."

창 1 : 6-8

" 물 가운데 넓은 공간이 생겨 물과 물이 나누어져라. "
" 공간 아래의 물과 공간 위의 물로 나누시고 그 공간
 을 하늘이라고 부르셨다."

코란 32 : 7 (이슬람교)

" 흙에서 인간을 창조하신 코란 … ."

중국 천지창조 신화

" 여자가 사람을 만들다. "

창 1 : 9

" 하늘 아래 있는 물은 한곳으로 모이고 물이
드러나니라 "

창 1 : 10

" 뭍을 땅이라 부르시고 모인 물을 바다라 부르시고 "

천지 창조

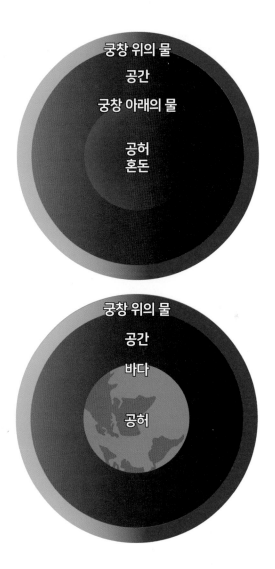

지구의 구성과 사람의 구성

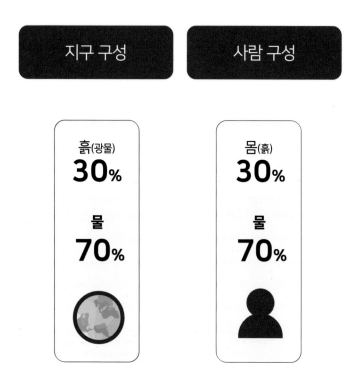

"**지각을 구성하는 8대 원소**가 우리 몸에도 중요한 구성 물질로 되어 있다. 건강한 삶은 흙(광물)에서 찾을 수 있다."

지구와 인체 미네랄 구성 원소

지구 구성 주요 8대 원소

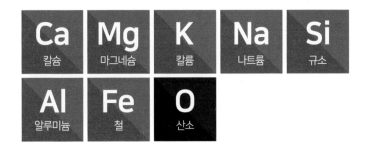

인체 구성 주요 11대 원소

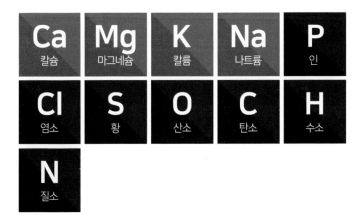

인체 구성 주요 15대 미량원소

Fe 철	Si 규소	Al 알루미늄	Cr 크롬	Cu 구리
Mn 망간	Mo 몰리브덴	Se 셀레늄	Zn 아연	F 불소
I 요오드	B 붕소	N 질소	V 바나듐	Co 코발트

퓨리톤(Puriton)

광물 미네랄
Natural Stone Mineral

1912년 노벨의학상 수상자 알렉시스 카렐박사 曰

❝ 우리 생명의 근원은 **토양이다. ❞**

인체의 안정은 칼로리나 비타민 또는 몸이 소비하는 녹말,
단백질, 탄수화물의 정확한 비율보다 **신체 기관들로 흡수되는**
미네랄에 더 직접적으로 좌우된다.
이 발견은 인간의 건강 문제에 관한 과학에 있어 가장 새롭고
대단히 중요한 공헌 중의 하나이다. (미 국회 상원 문서 264호)

이는 인체에 발생하는 **주요 질병의 원인이 미네랄 결핍**으로
인한 영양 상태의 불균형에서 오는 말로 광물 미네랄은 사람의
인체에 없어서는 안되는 절대적인 요소이기도 하다.

인체 미네랄의 역할 및 효능

❶ 반도체 역할과 같다.

새로 발견한 물질의 구성요소를 원소(Element)라 한다.

현재까지 **118가지 원소**(무기물, 유기물)가 있다.

그중 무기물은 **114 미네랄**(반도체 역할)이다.

이들은 **반도체 역할**을 한다.

본래 **반도체란 과전류가 흐르게 되면 약화시키고 전기가 잘**
흐르지 않으면 통전(通電)을 시킨다.

이것이 인체 내 미네랄의 역할이다.

몸에 과잉 전류가 흐르면 그곳에(예:뒷목, 허리, 두통, 전신 등) 통증이
온다. 이곳에 반도체(미네랄)가 침투하면 방전시키므로 통증이
사라진다.

혈액을 비롯해 각 세포는 반도체의 성질을 지니고 있다.

❷ 인체는 0.5V 정도의 전류가 흐른다.

이 전류는 인체를 구성하고 있는 무수한 각 세포와 연결하고
있어 **"오묘한 작용"**을 한다.

각 세포들은 전류의 흐름을 조절하고 마이너스가 되면 플러스로 상승시켜 준다.

반도체(미네랄)**이 곧 그 역할을 돕는 것이다.**

컨디션도 전기적인 현상에서 온다고 본다.

한의학에서 경락과 경혈을 개발했다.

이는 인체의 전류 현상에서 착안되었다.

한의에서 경혈에 침, 뜸, 지압 등 압자극은 반도체(미네랄) 흐름을 원할이하여 통증이 사라지게 하는 현상이다. 기의 흐름도 같다.

천연광물(Natural Mineral)의 역할

지금까지 건강을 추구하는 치료 방법은 **자연 물질보다 화학적 물질에 더 의존**하므로, 그 결과 **인체의 면역에 이로움보다 반하는 결과를 가져온 것**이 많았습니다.

결국 **항생제와 스테로이드 등 많은 화학약품의 사용은 다양한 부작용**으로 도리어 사람의 면역력이 떨어지며 이전에 없던 많은 문제를 만들어 냈습니다.

이에 다시 인체의 **면역력을 높이기 위한 방법을 연구하던 중 19세기 유럽과 미국에서는 모든 천연광물에 약의 역할을 하는 성분이 있음을 발견**하고 대체의학으로써 의료 및 식품첨가제, 화장품 재료로 사용되었습니다

스위스 출신 파라켈쿠스 (1493~1541)
광물에서 약재를 추출한 의학자

광물 미네랄(Natural Stone Mineral)

비타민을 신봉하던 미국 사회에 **"미네랄이 부족하면 비타민도 쓸모없다"**란 보고 발표에 대한 충격이 가시기도 전에, **유니세프 2004년 3월 세계 영양보고서**에서 **"세계 인구의 3분의 1이 현재 미네랄 결핍**에 시달리고 있으며 이런 **미네랄 부족이 정신적, 신체적 발육 부진은 물론 지능지수까지 15% 낮추고 있다."**

미네랄(Mineral)은 에너지를 전달하는 **생명의 꼭지점** 건강이란 에너지의 활성도를 나타내는 것이며, 그 활성은 미네랄에 의해 결정

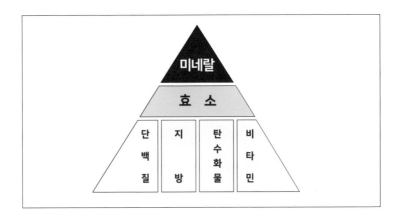

중국 약재(광물학)

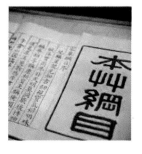

❶ 전국시대에서 후한 시대를 걸쳐 신농본초경에 최초 기록
❷ **본초강목에 300여 종 광물 수록**
❸ **중약대사전: 광물성 약재 82종 포함**

한국 약재(광물학)

❶ **대한약전의 한약규격집 주해서 34종 광물성 약재 포함**
❷ **동의보감에 100여 종 광물성 약재 수록**

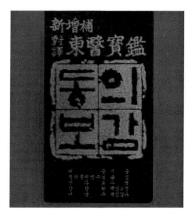

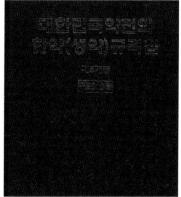

Puriton(퓨리톤)이란? ────────

① **Puriton 광물 의학은 미국 동종요법 약전(HPUS)에 의한 의학이다.**

미국 동종요법 약전(HPUS)은 1841년부터 비공식 동종요법 약전을 포함하여 의약품에 대한 법적 정보출처로 인정

Puriton은 20여 년 연구한 끝에 동종요법(HPUS)에 준하여 약성 있는 미네랄을 음용할 수 있는 나노화된 수용성 물질로 만드는 데 성공했다. 현재 한의원, 한방병원 등에서 약침 및 한방 치료 약재로 1,000여 군데가 사용하고 있다.

② 몬모릴로나이트(or 벤토나이트) 등인 점토 광물류의 많은 종류의 광물을 나노 입자크기로 분쇄 후 원료혼합과 액상화 공정 과정을 거쳐 축출된 콜로이드(colloidal) 상태의 많은 미량 원소(trace minerals)가 함유한 복합 미네랄 물질이다. 콜로이드 미네랄은 이온화 상태로 액체에 녹아 존재한다. (colloidal은 물질이 분산 상태로써 안정적인 형태로 떠다닌다. 그리고 미네랄이 치우침 없이 가운데를 중심

으로 골고루 분포되어 나타난다. 즉 지름 10^{-7} ~ 10^{-5}m 정도의 기체 또는 액체 중에 응집하거나 분산된 상태로 있을 경우)

❸ Puriton은 이온 상태 또는 나노 단위(1나노미터 =1억분의1m)로 물에 완전히 녹아 있는 액체형 미네랄로서 세포막을 통과하여 체내 흡수율이 높으며(98%), 혈액 세포보다 입자 크기가 훨씬 작은 천연 상태(colloidal trace minerals)이므로 체내의 소화 및 흡수가 용이하기 때문에 의약품, 식품, 화장품 등으로 사용되고 있다.

❹ 미량 원소(trace minerals)별로 인체의 신진대사 기능 및 면역 기능을 강화하는 신체적 효능이 확인되었으며, 인체의 주요 질병의 원인은 미네랄 결핍으로 인한 영양 상태의 불균형 에서 오는 경우가 많은 것으로 나타났다. 그 해결의 방안에 있 어 Puriton은 인체의 신진 대사기능과 면역기능 및 암기능 억제 등 일반적인 질병 치료를 위한 의약품과 의약외품으로 제조 가공한 물질이다.

Puriton Mineral의
역할과 효능

Puriton 광물 의학
Mineral Science

광물의 성분과 효능은 인체 내에 탁월한 기능을 가지고 있지만 **광물 성분마다 독성이 있어** 광물 자체만으로 제품생산을 할 수 없었음.

미국 연구소는 오랜 연구 끝에 **독성만을 제거한 100% 순수 광물 추출 물질인 Puriton Mineral Water**를 만듦.

그 결과 **미국 FDA에서 일반의약품인 NDC**(homeopathy)**를 획득하여 일반 의약품, 식품 첨가제, 화장품 등이 제품 생산에 사용되는 원재료로 사용**

즉, 현재로 인류는 **천연 스테로이드의 대체재**를 찾음

❶ 각 **세포를 활성화**시켜 몸 안 불필요한 **노폐물을 소변과 땀으로 배출**한다.

❷ 체내의 **전기 흐름을 조절**한다.

❸ 체내에서 **바이러스(Virus), 병원성 균 등을 사멸**

❹ **인터페론(Interferon)을 강력히 유발**시키기 때문에, 암에 특효가 있다.

*인터페론 : 면역세포에서 만들어지는 자연 단백질로 바이러스, 박테리아, 기생충, 종양 등 외부의 침입자들에 대응한다.

❺ Puriton mineral은 피속에 움직여 **혈액의 산과 알칼리의 평형을 유지**시켜 준다.

❻ 혈액 정화에 절대적이므로 혈액 중 **노폐물과 콜레스테롤을 소변으로 배출**한다.

❼ Puriton mineral은 나노화된 수용성 물질이다.

*물 분자 크기(헤르츠, Hz)

신경세포 크기	<60Hz	퓨리톤	56
지하수 우물물	109	증류수	118
수돗물	120	우유	210
산소수	147.78	젤라이트수	93.78
일라이트수	92.04	백토수	150.64

Puriton : 56Hz (한국기초과학지원연구원 시험 결과)

물 분자는 직선이 아니라 산소를 중심으로 두 개의 수소 원자
가 50~60개 합쳐진 존재로서 이것을 클러스터라고 부릅
니다. 물의 클러스터 크기는 작을수록 운동 속도가 빠르고
물맛이나 인체의 건강과 관련되어 있습니다.

⑧ Puriton mineral은 약성의 **수많은 원소를 물에 용해한 수용성 물질**이다.

그러므로 **약리효과를 가진 기적의 원소 화합물**이다.

　*퓨리톤에 함유된 미네랄은 미국 동종요법 약전(HPUS)에 의한 의학 효능(동종요법 약물) 있는 광물 성분을 나노화한 상태에서 제조함

⑨ **인체의 뇌와 몸**은 **미네랄이 결핍될 때는 체내에 보존하고 필요없을 때는 과다한 미네랄을 자동적으로 배설**한다.

실제로 신장기능이 정상인 환자들은 보통 하루에 소비되는 양의 미네랄(나트륨)을 10배나 쉽게 배설할 수 있다는 연구 결과가 있다.

⑩ **Puriton은 신진대사의 역할을 한다.** (세포 회복)

세포의 증식은 독립된 생활을 하면서 손상된 부분이 있으면 그곳에 빠른 속도로 회복시켜 주는 역할을 해주는데 이것이 신진대사라고 한다.

⑪ **Puriton**은 **나노화된 수용성 미네랄 물질**로 체내의 전기 흐름을 조절하고, **생체 안에서 활성 작용**이 매우 강력함으로 **세포에 충분한 산소를 증진**시켜서 **세포를 활성화**시킨다.

Puriton의 5가지 특징 Puriton's Characteristics

강력한
음이온(ORP)
배출

자연치유력
및 면역체계
향상

100%
천연 광물로만
제조

인체에 무해
하고 부작용
이 없으며
중독되지 않음

강력한
원적외선
발생

월등히 빠른
체내
침투력

인체에
유익한 세균의
보존 및 성장

나쁜 독소 억제
독성 및 발암물질
발생 억제
면역세포 기능 강화

나쁜
세균박멸 및
**2차세균
감염방지**

2차 세균
감염방지

퓨리톤 임상검증 실험결과

음이온(ORP)측정실험	미국 FDA 실험 시료(FDA #203073-0), Adamson Analytical Lab
원적외선 방사 실험	실험 방법(KFIA-FI-1005), 한국 원적외선 응용 평가 연구원
항박테리아 실험	미국 FDA 실험 시료(M1606100023), Adamson Analytical Lab(대장균, 포도상구균, 녹농균, 살모넬라균, 칸디다균 이상 5개종)
유인균 실험	미국 FDA 실험 시료(M1607070026), Adamson Analytical Lab(락토 바실러스 Lacto Basillus)
독성 테스트	미국 FDA 실험 시료(M16002240001), Adamson Analytical Lab(간, 눈, 피부)
항천식 효능	CON(정상 동물균)을 이용한 항천식 효능 검증, 동신대학교
항암 실험	동신대학교(안전성 검증(면역기능)), 유방암, 간암, 폐암, 대장암 이상 5개종
항암 실험	실험 시료(lot# CP-021917). Universityof California, Irvine. (전립선암, 난소암, 혈액암-백혈병, 피부암-흑색종, 신장암 이상 5개종)

항바이러스 실험 ❶	지카(MR766 Uganda), 조류독감(H5N1), Institute for Antiviral Research, USU
항바이러스 실험 ❷	코로나 바이러스 : (hCoV-OC43 Human corona beta Virus), USU
항바이러스 실험 ❸	코로나 바이러스 : (SARS-CoV-2(COVID-19)),USU
항바이러스 실험 ❹	AIDS Virus : Human Immunodeficiecy Virus (HIV-1) 살 바이러스 효과 실험, 미국 Bioscience Laboratories,LLC
항균실험(검은 곰팡이)	미국 FDA 실험 시료(M2109230112), Adamson Analytical Lab (검은 털곰팡이증(mucormycosis)의 원인균 1) 털곰팡이 2) 거미줄 곰팡이
상처 치유 분석	미국 FDA 실험시료(lot# CP-021917), University of California, Irvine. (상처 치유의 속도와 정도를 분석 - 퓨리톤, 밴드에이드, 연수 3종 비교 분석)
숙취해소 효능	ICR mouse를 이용한 Puriton의 숙취해소 효능 검증, 동신대학교
안전성 시험	ICR mouse를 이용한 Puriton의 안전성시험, 동신대학교
항균실험(미생균 배양실험)	Puriton을 이용한 감수성 시험, 미생물 배양실험
급성 췌장염	**실험동물** : C57BL6, 암컷, 6주령, 그룹당 10마리 **승인번호** : wku24-1 **원광대학교, 약학대학**

음이온(ORP) 측정 실험

· **실험내용** : 음이온 - 275.5mV

· **측정물질** : Puriton(M1607070026)

· **측정기관** : Adamson Analytical Lab.

· **측정일자** : 2016년 7월 27일

Puriton

Adamson Analytical Laboratories, Inc.

220 Crouse Dr. Corona, CA 92879 Phone#951-549-9657 Fax#951-549-9659
Analytical Services, Method Development and Formulation Support
Serving Pharmaceutical, Food, and Cosmetics Industries

Contact Person: Jason Koo
Company: Kadesh, Inc.
Address: 9618 Garden Grove Blvd.
Garden Grove, CA 92844
Phone: 714-833-4004
Fax:
Email: jwkoo1004@yahoo.com

Coa Date: 7/27/2016
Date Rec: 7/7/2016
Page 1 of 1

Certificate of Analysis

Sample Name: Puriton
Lot Number: 7/7/2016

AAL No: M1607070026
Sample Description: liq, p. bottle RAW
Rush: 0   Rush Terms:
PO: N/A

System Suitability:
Sample RSD:
Equipment Calibration:

ANALYSIS	RESULTS	MethNo	Method
Anoin (MV Test)	-275.5mv		

OFFICIAL DOCUMENT
Adamson Analytical Lab

Approved By:

Vicky Sete
Lab Director

음이온(ORP)의 효과
Benefits of Anions

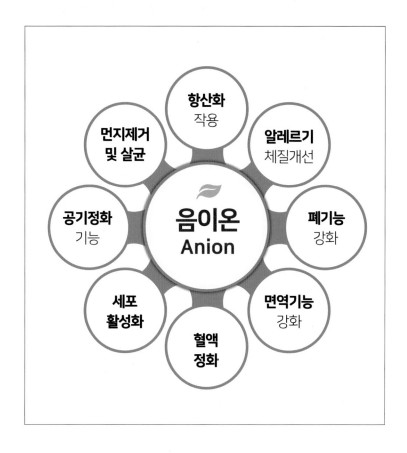

산화와 활성산소

이온은 **"공기 중에 떠 있는 전기적 성질을 가진 공기에너지"** 라고 하는데, 그중에서 (-)전류를 가진 이온을 음이온, (+)전류를 가진 이온을 양이온이라 합니다.

음이온은 생체 내 세포, 신경 등 몸 전체에 좋은 영향을 줌으로 병을 치료하고 건강을 증진시키는 기능이 있습니다.

즉, **음이온**은 주로 **산속, 바닷가, 계곡 등에 많이 분포**되어 있는데, 몸에 음전위를 부가시키면 몸 전체에 산화를 억제하는 작용등으로 건강한 몸상태를 만들어 줍니다.

Puriton은 인위적 음이온이 아닌 **자연적 음이온 이므로 그 효능이 탁월**한 것입니다.

(ORP: Oxidation- Reduction Potential)

산화와 활성산소
Oxidation and Free Radical

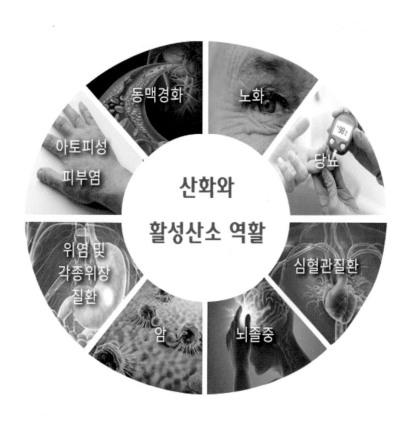

산화와 활성산소
Oxidation and Free Radical

음이온(ORP)의 효과로 가장 으뜸이 되는 것을 **활성산소를 중화**(中和)하여 무독성화(無毒性化) 시키는 것입니다.

활성산소(活性酸素: free radical)는 건강한 **정상적인 세포를 공격하여 세포에게 상처**를 입히고, 그 결과 혈관을 공격하여 **동맥경화와 뇌졸중, 심장병을 유발**시키기도 합니다.

음이온은 이와 같은 강력한 독성을 가진 활성산소를 중화시키는 작용을 하여 피부와 호흡기, 소화기로 흡수된 음이온은 혈액에 의해서 몸 전체로 운반되어 발생한 활성산소에 전자를 공급, 활성산소의 독성을 제거하는 역할을 합니다.

원적외선 방사 실험
Far-Infrared Radiation

· **실험방법** : KFIA-FI-1005

· **측정물질** : Puriton(용액)

· **측정기관** 한국 원적외선 응용평가연구원

· **실험일자** : 2016년 4월

Puriton

KIFA 사단법인 한국원적외선협회
부설 한국원적외선응용평가연구원

우 05616 서울특별시 송파구 송파대로 441   http://www.kfir.or.kr   TEL (02)2203-6037   FAX (02)2203-6061

시 험 성 적 서

발급번호 : KFI-416
의 뢰 인 : 김 광 호 [주식회사 카데시언코퍼레이션]
주   소 : 서울특별시 강남구 도산대로37길 26, 5층 1호(신사동, 쾽프빌딩)
접수일자 : 2016년 5월 2일
시 료 명 : Puriton 액상(황지연침지)

시 험 결 과

방 사 율 (5 ~ 20 μm)	방 사 에 너 지 (W/m²·μm, 37℃)
0.854	3.29×10^2

1) 시 험 방 법 : KFIA-FI-1005
2) 본 시험은 의뢰자의 요구에 의하여 37℃에서 시험하였으며
   FT-IR Spectrometer를 이용한 BLACK BODY대비 측정결과임.
3) 물 임 : 별첨
4) 용 도 : 품질관리

2016년 5월 4일

※ 1. 이 성적서는 의뢰인이 제공한 시료에 대한 결과이며, 시료명은 의뢰인이 제시한 것임.
   2. 이 성적서는 용도 이외에 사용할 수 없습니다.

담당자 : 서 승 원   02) 2203-6084

한국원적외선응용평가연구원

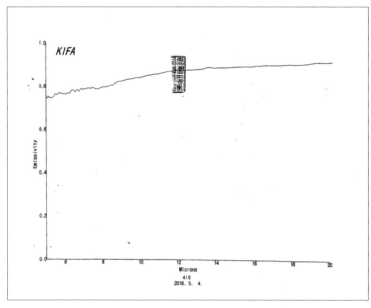

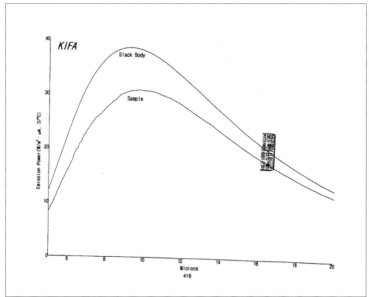

원적외선의 효능
Benefits of FIR

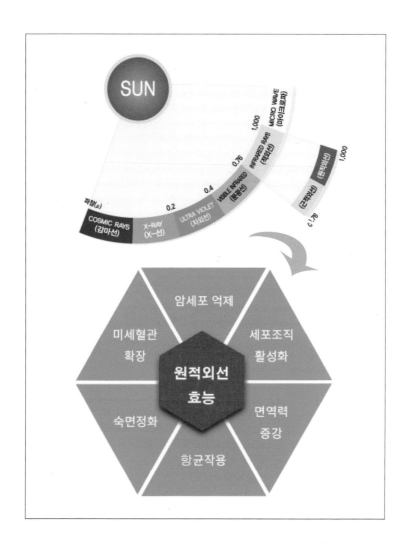

원적외선의 효능
Benefits of FIR

원적외선이란 "생육광선" 또는 **"신비의 빛"**이라고 합니다.
인체에 미치는 효과는 **피하심층의 온도상승, 미세 혈관의 확장, 혈액순환의 촉진, 신진대사의 강화, 조직재생능력의 증가**
등으로 나타나고 있고 **부인병, 신경계 질병, 노인성 질환에도 탁월한 효과**가 인정되고 있는 실정입니다.

원적외선의 효능 범위

- 인체에 유익한 파장, 피부 심층까지 침투
- 세포의 활동을 왕성하게 함
- 미세 혈관 확장, 혈액순환 활성화
- 암세포주를 억제 효과
- 갱년기 장애 개선 효과

원적외선과 퓨리톤
FIR and Puriton

원적외선이란 눈에 보이지 않는 비가시광선으로 우리 몸에 도달하면 **모세혈관을 확장시켜 혈액순환을 원할**하게 하고 **신진대사를 촉진**시켜 **자연치유력을 높여**주는 유익한 파장 입니다.

Puriton은 강한 원적외선을 배출합니다.

(한국 원적외선 응용평가연구원 방사율측정) Puriton은 초미립자의 액상 상태이며, 이온 입자의 빠른 운동으로 인하여 인체 내에서 체온을 이용하여 원적외선을 방출하게 되고 공명흡수 작용을 하게 됩니다. 이러한 **원적외선 방출의 효과는 인체내의 모든 분야에 자극과 운동성을 부여하게 되고, 그 결과 체내의 누적된 독성물질을 체외로 배출**시키게 됩니다.

Puriton은 월등한 침투력을 제공하고, 치료 효과를 배가시킵니다.

항세균 실험 – 개요
Anti-bacteria Test Overview

FDA Registration 203073-0

· **실험기관** : Adamson Analytical Lab. (FDA Registration #203073-0)

· **실험대상** : 병원성 미생물 (대장균, 포도상구균, 살모넬라균, 칸다다균)

· **실험시료** : Puriton (M1606100023)

· **실험내용** : 5가지 병원성 미생물에 대한 Puriton 물질의 항세균 기능 실험

· **실험일자** : 2016년 6월 10일

· **실험 결과 발표** : 2016년 6월 28일

Puriton

Adamson Analytical Laboratories, Inc.

Company: Kadesh, Inc.   Contact Person: Jason Koo
Sample Name: Puriton water (Clear Liquid)
AAL Number: M1606100023
Date Received: 06/10/2016 :   Date Reported: 06/28/2016

1. Summary on the Microbiological Challenge

The microbial enrichment are grown to around 1,000,000 CFU/ml. Each microbe are added to sample and water(10 totals).Baseline equal to 10+5 to 10+6 Cfu/ml of liquid sample. AAL compared various bacteria growth between purified water and water sample (M1606100023) over a period of 24 hours and 7 days for a microbial challenge of 5 microbes.

    1. *Escherichia coli*
    2. *Staphylococcus aureus*
    3. *Pseudomonas aeruginosa*
    4. *Salmonella typhimurium*
    5. *Candida albicans*

2. Results

Bacteria Type	Baseline (CFU / mL)	Sample Type	Plate counts after 24 hours (CFU/ mL)	Plate counts after 7 days (CFU/ mL)
E. coli	5.0×10^5	Purified Water	3.5×10^6 (Figure 1B)	-
	(Figure 1A)	Water Sample	0 (Figure 1C)	0 (Figure 1D)
S. aureus	4.5×10^6	Purified Water	8.0×10^5 (Figure 2B)	-
	(Figure 2A)	Water Sample	0 (Figure 2C)	0 (Figure 2D)
P. aeroginosa	3.6×10^5	Purified Water	5.7×10^6 (Figure 3B)	-
	(Figure 3A)	Water Sample	0 (Figure 3C)	0 (Figure 3D)
S. typhi	1.0×10^5	Purified Water	4.7×10^6 (Figure 4B)	-
	(Figure 4A)	Water Sample	0 (Figure 4C)	0 (Figure 4D)
C. albicans	6.3×10^5	Purified Water	5.6×10^6 (Figure 5B)	-
	(Figure 5A)	Water Sample	0 (Figure 5C)	0 (Figure 5D)

항세균 실험 - 결과
Anti-bacteria Test Result

병원성 세균	실험기준 (CFU / ml)	실험용액	24시간 후 (CFU / ml)	7일 후 (CFU / ml)
대장균	5.0×10^5	증류액	3.5×10^6	N/A
		Puriton 용액	0	0
포도상구균	4.5×10^6	증류액	8.5×10^5	N/A
		Puriton 용액	0	0
녹농균	3.6×10^5	증류액	5.7×10^6	N/A
		Puriton 용액	0	0
살모넬라균	1.0×10^5	증류액	4.7×10^6	N/A
		Puriton 용액	0	0
칸디다균	6.3×10^5	증류액	5.6×10^6	N/A
		Puriton 용액	0	0

※ 결론

증류액에 담겨 있던 세균은 24시간 후 그 수가 증가하거나 유지되었던 반면, **Puriton 용액**(샘플M1060100023)에 담겨있던 **세균은 24시간 만에 전량 사멸되었으며, 7일 이후에도 다시 생성되지 않았다.**

Adamson Analytical Lab

항세균 실험
Anti-bacteria Test Subjects

US FDA TEST (M1606100023)

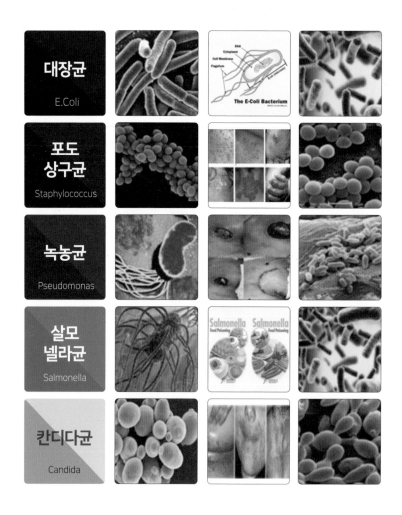

항세균 실험 - 미국 FDA 실험시료

(M1606100023)-3 / Anti- Bacteria Test - US FDA Test (M1606100023) Part 1

대장균
E.Coli

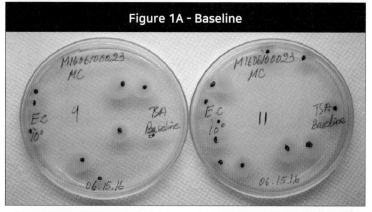

Figure 1A - Baseline

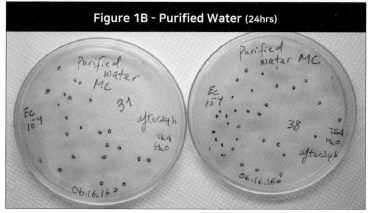

Figure 1B - Purified Water (24hrs)

Figure 1C - Puriton Water Sample (24hrs)

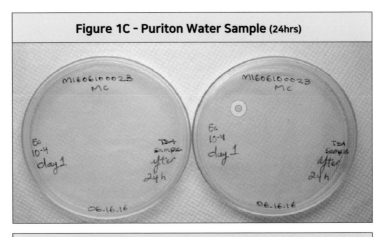

Figure 1D - Puriton Water Sample (7days)

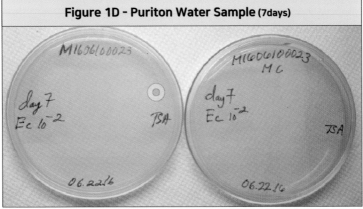

항세균 실험 - 미국 FDA 실험시료

(M1606100023)-2 / Anti- Bacteria Test- US FDA Test (M1606100023) Part 2

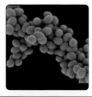
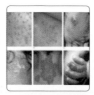
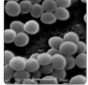

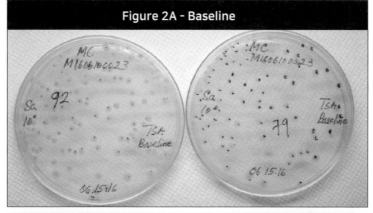

Figure 2A - Baseline

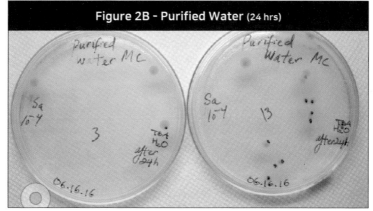

Figure 2B - Purified Water (24 hrs)

Figure 2C - Puriton Water Sample (24hrs)

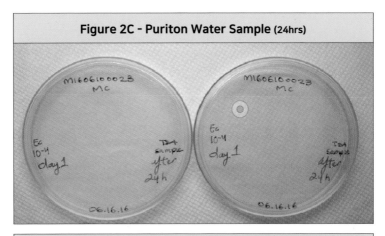

Figure 2D - Puriton Water Sample (7days)

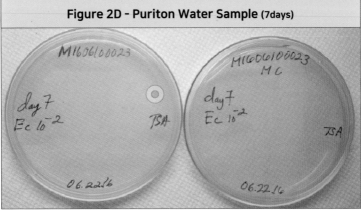

항세균 실험 - 미국 FDA 실험시료

(M1606100023)-3 / Anti- Bacteria Test-US FDA Test (M1606100023) Part 3

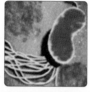

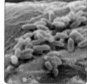

녹농균
Pseudomonas

Figure 3A - Baseline

Figure 3B - Purified Water (24 hrs)

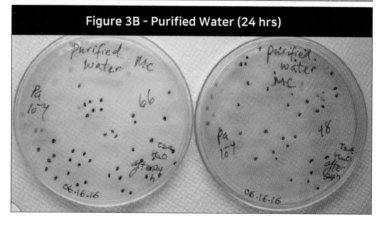

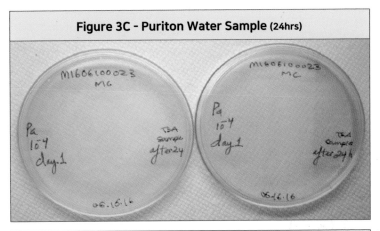

Figure 3C - Puriton Water Sample (24hrs)

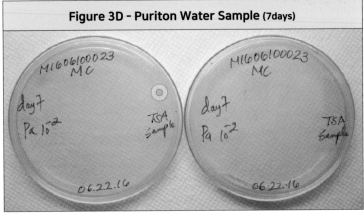

Figure 3D - Puriton Water Sample (7days)

항세균 실험 - 미국 FDA 실험시료

(M1606100023)-4 / Anti- Bacteria Test- US FDA Test (M1606100034) Part 4

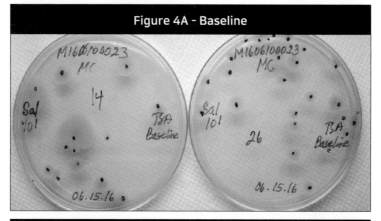

Figure 4A - Baseline

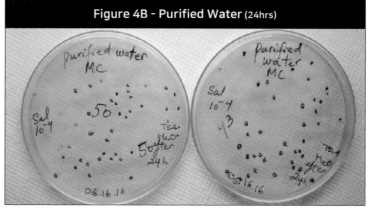

Figure 4B - Purified Water (24hrs)

Figure 4C - Puriton Water Sample (24hrs)

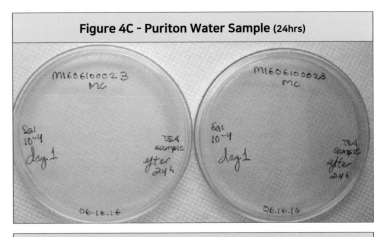

Figure 4D - Puriton Water Sample (7days)

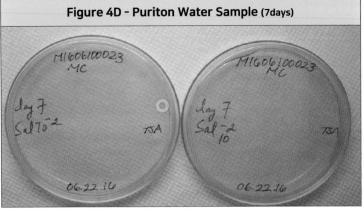

항세균 실험 - 미국 FDA 실험시료

(M1606100023)-5 / Anti- Bacteria Test- US FDA Test (M1606100034) Part 5

칸디다균
Candida

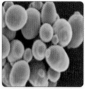
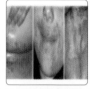
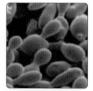

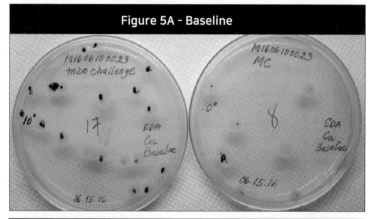
Figure 5A - Baseline

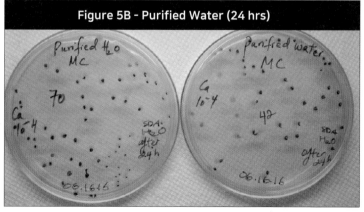
Figure 5B - Purified Water (24 hrs)

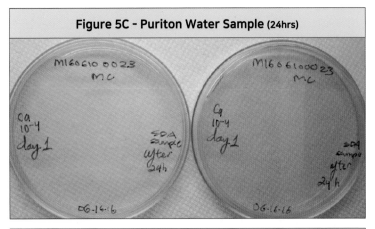

Figure 5C – Puriton Water Sample (24hrs)

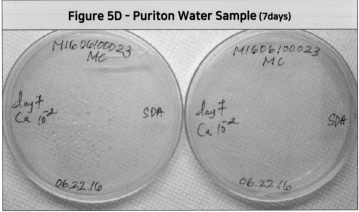

Figure 5D – Puriton Water Sample (7days)

유인균(락토바실러스 유산균) 실험
Lactobacillus Preservation Test Overview

FDA Registration 203073-0

· **실험기관** : Adamson Analytical Lab.
· **실험명** : 유산균 실험
· **실험 유산균** : Lactobacillus acidophilus
· **실험물질** : Puriton (AAL No. M1607070026)
　　　　　　(FDA Registration #203073-0)
· **실험일자** : 2016년 7월 26일

실험결과

Puriton 용액에 담아 놓은 유산균
(Lactobacillus acidophilus)은 24시간만에
9.5×10^5에서 1.04×10^6으로 증가하였음이
확인되었다.

Adamson Analytical Laboratories, Inc.

Company: Kadesh, Inc.   Contact Person: Jason Koo
Sample Name: Puriton water (Clear liquid)
AAL Number: M1607070026
Date Received: 07/07/2016 :   Date Reported: 07/26/2016

Summary on the Microbiological Challenge
The microbial enrichment are grown to around 5,000,000 CFU/ml. Microbe is added to sample. Baseline equal to 10+6 Cfu/ml of liquid sample. (M167070026) grew over a period of 0 hours and 24 hours for a microbial challenge of 1 microbe.
   1. *Lactobacillus acidophilus*

1. **Results**

Bacteria Type	Baseline (CFU / mL)	Sample Type	Plate counts after 0 hours (CFU/ mL)	Plate counts after 24 hours (CFU/ mL)
L. acidophilus	5.0×10^6	M1607070026	9.5×10^5	1.04×10^6

ADAMSON LAB
QA/QC DOCUMENTATION

(See attachments on page 2.)

2. **Conclusions**

In the water sample, the concentration of Lactobacillus bacteria grows from 9.5×10^5 to 1.04×10^6 in the 24 hour period.

Reviewed By: Jacqueline Davis

Signature:

Date: 7-28-16

유인균(락토바실러스 유산균) 실험

Lactobacillus Preservation Test Overview

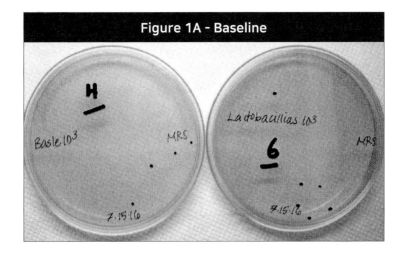

Figure 1A - Baseline

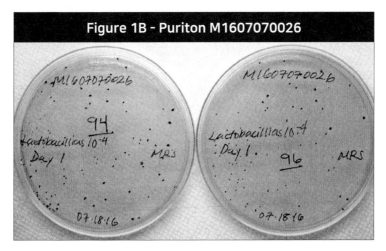

Figure 1B - Puriton M1607070026

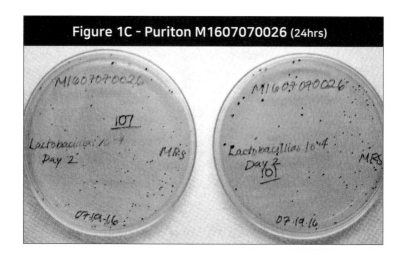

Figure 1C - Puriton M1607070026 (24hrs)

FDA 안전성 테스트-요약
US FDA Toxicity & Irritancy Test Summary

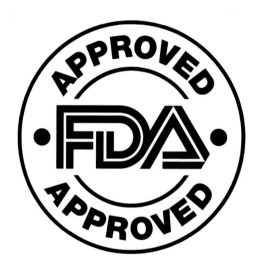

FDA 승인 연구소인 Adamson Analytical Lab. 에서 'skin irritancy(피부)', 'Ocular eye irritancy(눈)' 그리고 '유독성' 등 체외 **안전성 실험을 실시**하였다.

FDA 안전성 테스트-요약
US FDA Toxicity & Irritancy Test Summary

다음의 결과에서 보듯이 당사의 Puriton은 Adamson Analytical Lab.에서 'skin irritancy(피부)'에서는 'Non-irritant'의 결과를 받았고, 'ocular eye irritancy(눈)'에서는 'minimal-irritant'(>60min)을 받았으며, 간 기능에의 영향을 실험하는 '유독성' 실험에서는 'very mild to non-irritant'의 결과를 받아서, **3가지 실험에서 모두 인체에 가장 안전하다는 평가**를 받았다.

상기의 실험결과는 당사에서 'Puriton'을 활용하여 어떠한 추가실험을 하지 않고 OTC 제품을 제조하여 시판할 수 있음을 의미한다. 이러한 **3가지 체외 안전성 실험을 가장 안정적인 등급으로 통과**함으로써, 당사는 미국 시장에 OTC제품을 제조하여 출시 할 수 있다는 것을 의미한다.

FDA 안전성 테스트 1

US FDA Toxicity & Irritancy Test Part 1

Adamson Analytical Laboratories, Inc.

220 Crouse Dr. Corona, CA 92879 Phone#951-549-9657 Fax#951-549-9659
Analytical Services, Method Development and Formulation Support
Serving Pharmaceutical, Food, and Cosmetics Industries

Contact Person: Jason Koo
Company: Kadesh, Inc.
Address: 9618 Garden Grove Blvd.
Garden Grove, CA 92844
Phone: 714-833-4004
Fax:
Email: jwkoo1004@yahoo.com

Coa Date: 3/21/2016
Date Rec: 2/23/2016
Page 1 of 1

Certificate of Analysis

Sample Name: Puriton (Water) 1500mL
Lot Number: 02222016

AAL No: M1602230001
Sample Description: water, p. bottle BULK
Rush: 0   Rush Terms:
PO. N/A

System Suitability:
Sample RSD:
Equipment Calibration: 5/2015

ANALYSIS	RESULTS	MethNo	Method
Invitro Skin Irritancy	Non-Irritant	EPI-200	invitro
Occular Eye Irritancy	Minimal Irritant (>60minutes)	EPI-200-SIT	Invitro
Invitro Toxicity.	very mild to Non-Irritant	EPI-50-SIT	Invitro

Approved By:

Vicky Seto
Lab Director

Adamson Analytical Laboratories, Inc.
FDA REGISTRATION #203073-0
Test results are applicable only to the samples being tested within the limits of the testing procedures identified and are not necessarily indicators of the characteristics of any other samples from the same or the same source. Adamson Analytical Laboratories, Inc. shall not be liable under any circumstances for any report in excess of the cost of the test performed

FDA 안전성 테스트 2

US FDA Toxicity & Irritancy Test Part 2

Adamson Analytical Laboratories, Inc. sample lot# M16002230001 Occular Report

Run date: 3/17/2016 epioccular OCI-200 3/07/2016 sterile lot#23416 kitA

Ocular Tissue Irritation Summary and Report

The purpose of the Ocular Irritation Protocol for use with the EpiOcular Tissue Model is to determine the relative viability of tissues treated with sample. The relative viability is determined by the ET-50, defined as [time of exposure needed for a test article to reduce the viability of treated tissues to 50% of the control tissues(sic[1])]. Test articles are separated into four categories ranging from severe to minimal irritation. These are:

ET-50 <3min	Severe Irritant	Example:	5% Benzalkonium Chloride
ET-50 3-29.99min	Moderate Irritant	Example:	0.3% Triton X-100
ET-50 30-60min	Mild Irritant	Example:	Pareth 25-12
ET-30 >60min	Minimal Irritant	Example:	Lanolin, Tween 20, diH$_2$O

For example, if a sample required 45 minutes to reduce tissue viability to 50%, that sample would be classified as a mild irritant. Likewise, a sample that exhibits 30% tissue viability at the 3 minute mark would be classified as a severe irritant.

Tissue viability is determined through a MTT assay. Briefly, ocular tissue cultures are dosed with a fixed amount of sample to varying periods of time and then rinsed to remove any possible irritants to halt the reaction. Tissues are then exposed to MTT for a fixed period of time. Viable tissues convert the MTT to a purple Formazan, which is retained on the cell culture while excess MTT is removed in the subsequent wash. The Formazan is then extracted from the remaining cell culture with 2-Propanol. The sample tissues are compared against the negative control tissue via spectrometry to determine the ET-50.

A humidified incubator at 37.7°C (Spec: 37°C) and 4.3% CO$_2$ (Spec: 5%) was previously prepared prior to the arrival of the ocular tissue inserts. Upon arrival of the EpiOcular Tissue inserts March 16, the MatTek assay medium was placed into the incubator to warm to 37°C, while the ocular tissue inserts were placed into the refrigerator at 5.6°C. 39 wells in pre-labeled 6-well plates were filled with 900μL pre-warmed assay medium and then the ocular tissue inserts were removed from the refrigerator. The ocular tissue inserts were removed from the assay agar and briefly examined for damage before being placed into an assay medium filled well. The inserts were placed into the incubator at 11:56am and removed at 12:54pm on March 16 2016 (Spec: 1 hour). The assay media in each well was siphoned off, and replaced with 900μL fresh pre-warmed assay medium.

Each insert was dosed with 100μL of test material. Each sample was dosed at three different time periods, 3, 30, and 60 minutes, each done in triplicate. The positive control (PC), 0.3% Triton X-100,

---

[1] MatTek Corporation, Ocular Irritation Protocol: Neat Method (MTT ET-50)

FDA 안전성 테스트 2

US FDA Toxicity & Irritancy Test Part 2

followed the same procedure as the samples. The negative control (NC), distilled water (molecular biology grade) was dosed with the 60 minute group.

The 60 min exposure group was placed into the incubator at 1:07pm and removed at 2:07pm on March 16,2016 (Spec: 60 min). The 30 min exposure group was placed into the incubator at 1:14pm and removed at 1:43pm March 16,2016 (Spec: 30 min). The 3 min exposure group was placed into the incubator at 1:21pm and removed at 1:24pm on March 16, 2016 (Spec: 3 min).

After removal of each group from the incubator, the inserts were vigorously washed in DPBS to remove test material from the insert, and then placed into a pre-labeled 12 well plate and submerged in 5.0mL pre-warmed assay media. The washed inserts were placed into the incubator at 2:19pm and removed at 2:29pm on March 16, 2016 (Spec: 10 min).

While the inserts were incubating the media wash, the MTT concentrate was added to the MTT diluent to create the MTT solution. 300µL of MTT solution was pipetted into each well of a pre-labeled 24 well plate. The inserts were removed from the media wash and placed into the pre-labeled 24 well plate with MTT solution, ensuring no air bubbles were trapped underneath the cell culture. The inserts were then placed into the incubator at 2:45pm and removed at 5:45pm on March 16 , 2016 (Spec: 3 hours). The inserts were then placed into the refrigerator overnight to cease the MTT/Formazan reaction.

The inserts rinsed with DPBS to remove any excess MTT solution, then blotted with absorbent filter paper and with a kimwipe. The inserts were then placed into a pre-labeled 24 well plate. 2mL of 2-propanol was added to each well containing an insert, and the insert membrane was punctured with a disposable pipette tip to facilitate extraction. The well plates were sealed with parafilm to mitigate evaporation, and then placed onto a slow-shaking vortex at 1:30pm and removed at 3:30pm on March 17th, 2016. The insert was then removed from the Formazan/2-Propanol solution and discarded.

Each solution was thoroughly mixed, then diluted 1:1 with additional 2-Propanol and placed into a cuvette. Each solution was read at 540nm,

Tissue viability was determined by a direct comparison of the absorbance of the NC with each time period of the sample. For these calculations, the ODs at 540nm were used.

Negative Control - distilled water (molecular biology grade)		% Viability	ET-50 (minutes)
60 min exposure	2.809 OD	100%	N/A
Positive Control – 0.3% Triton X-100			37.2
3 min exposure	2.857 OD	101.70%	
30 min exposure	1.885 OD	67.10%	
60 min exposure	0.0.3424 OD	12.17%	
M160223001 P water			>60
3 min exposure	2.901 OD	103.29%	
30 min exposure	2.896 OD	103.12%	
60 min exposure	3.030 OD	107.86%	

FDA 안전성 테스트 3

US FDA Toxicity & Irritancy Test Part 3

The NC and PC match visual expectations. The NC exhibits a deep purple color, indicating excellent cell culture viability via a high Formazan extract. The PC exhibits a Formazan extract that decreases in concentration inversely to dosage time. The calculations confirm 0.3% Triton X-100 as a moderate irritant with a ET-50 37.2 minutes, in accordance to Stern, et al., Toxicology In Vitro, 12, 455-461 (1998)

Samples M1600223001 all have viability values of >60% at 3 minutes, non irritant

FDA 안전성 테스트 4

US FDA Toxicity & Irritancy Test Part 4

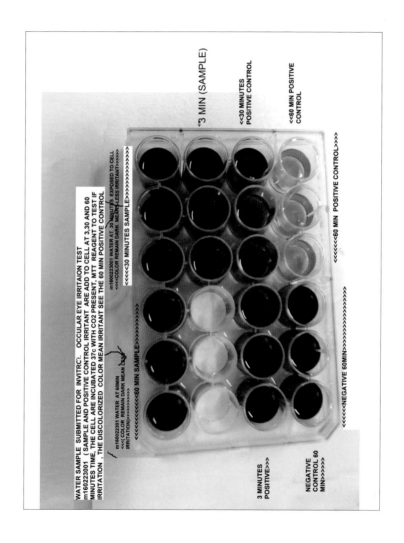

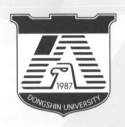

Verification of Puriton's
Anti-Asthma Efficacy

퓨리톤의 항천식 효능

Puriton의 항천식 효능

Figure 1

Differential cell count in BALF

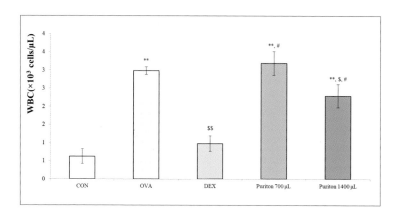

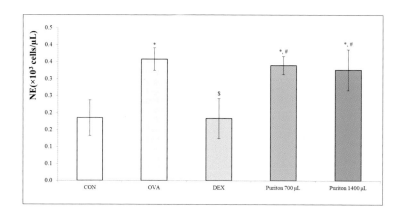

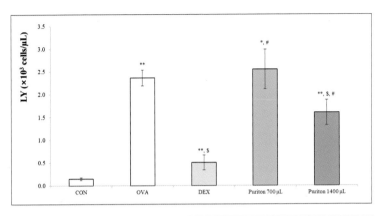

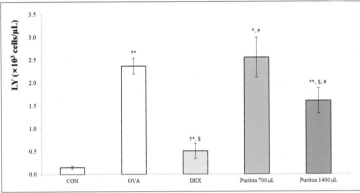

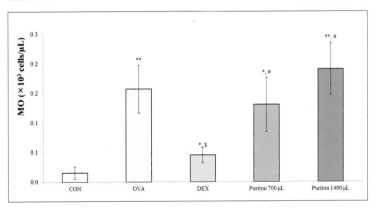

Figure 1

Differential cell count in BALF는 처리를 완료한 후 부검하여 기관지폐포액(bronchioalveolar fluid, BALF)를 얻어서 백혈구(white blood cell, WBC)를 확인한 결과임. WBC는 호산구(eosino-phil), 호중구(neutrophil), 호염기구(basophil), 림프구(lymphocyte)와 단핵구(monocyte)로 구성 되며 천식이 유도되면 WBC의 양이 증가하므로 항천식 효능을 확인하는 것은 각 구성요소가 감소되는 경향을 확인하는 것 으로 검증함.

특히 Puriton 처리군의 경우 용량 의존적으로 WBC의 양과 lymphocyte의 양이 감소하였음.

Figure 2 - IgE in Serum

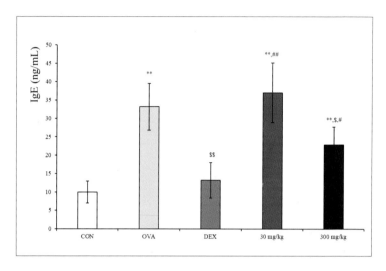

Figure 2

IgE in serum은 처리를 완료한 후 부검하여 혈장(serum)을 얻어서 Immunoglobulin E(IgE)를 확인한 결과임.

Immunoglobulin은 항체(antibody)로 IgA, IgM, IgE, IgD, IgG 의 5가지로 분류되며 기생충 감염과 과민성 면역반응이 발생할 경우 IgE의 양이 급격히 증가함. 천식은 과민성 면역 반응 중 하나로 천식의 발생과 치료여부를 검증하는 지표 중 하나가 IgE임.

특히 Puriton 처리군의 경우 용량의존적으로 IgE의 양이 감소하였음.

A

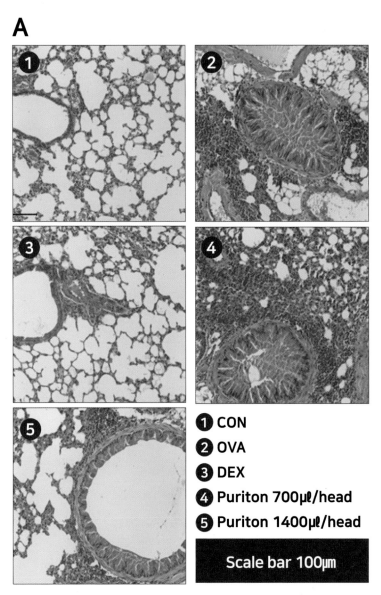

① CON
② OVA
③ DEX
④ Puriton 700㎕/head
⑤ Puriton 1400㎕/head

Scale bar 100㎛

Figure 3 - H&E and PAS stain in the lung

B

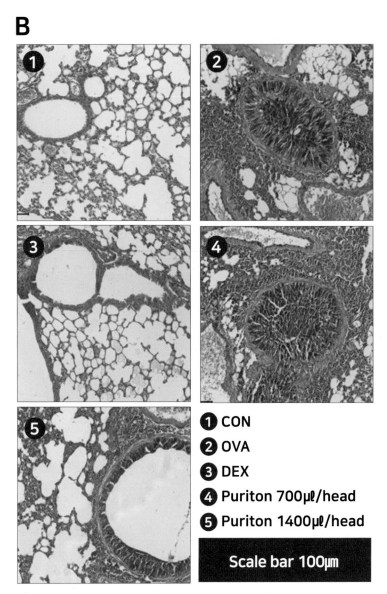

1 CON
2 OVA
3 DEX
4 Puriton 700μℓ/head
5 Puriton 1400μℓ/head

Scale bar 100μm

Figure 3 - H&E and PAS stain in the lung

Figure 3

B의 Panel이 PAS이며 PAS는 periodic acid schifff의 약자이며 mucos만을 염색하는 특별한 염색법(specific stain method)임. B-a가 정상군이며 B-b가 천식유도균, B-c가 dexamethasone 치료군, B-d가 Puriton 700 처리군, BA -e가 Puriton 1,400μL 처리군임.

천식의 경우(B-b) 세기관지 내에 점액(musos)이 가득 찬 것을 관찰할 수 있음.

Dexamethasone 치료군의 경우(B-c) 세기관지 내 점액이 줄어듦을 확인할 수 있으며 **Puriton 처리군의 경우 많은 양을 투여한 군에서 이러한 현상이 줄어듦** (dose-dependent manner) **을 확인**할 수 있음.

Figure 4 - ELISA

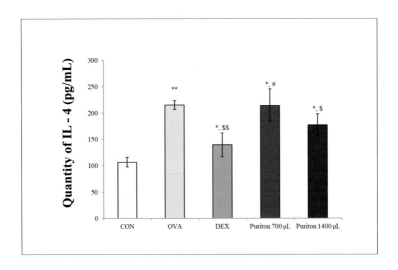

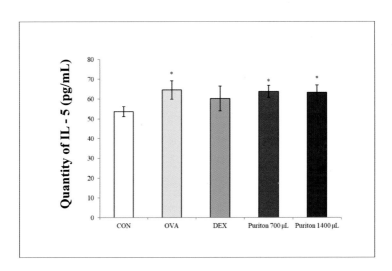

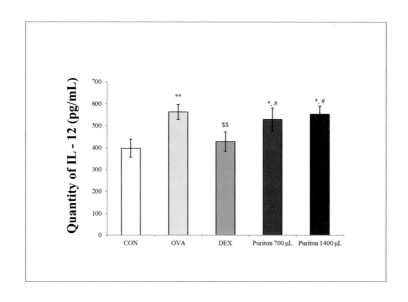

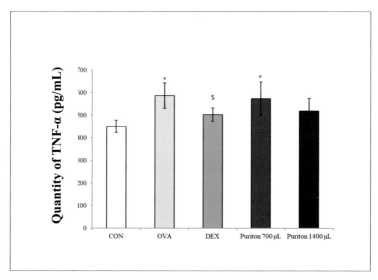

Figure 4

ELISA는 처리를 완료한 후 부검하여 폐(lung)를 얻어서 천식과 관련된 싸이토카인(cytokine)을 확인한 결과임. 천식은 과민성면역반응으로 Th1과 Th2와 관련된 인자 (IL-4, IL-5, IL-13)가 상승함. 이를 확인하기 위하여 Th1과 관련된 인자 (IFN-γ, IL-12)와 Th1/Th2 조절인자인 Th17관련 인자 (TNF-α, IL-6), Th2관련 인자의 변화를 검증함. 실험은 cytokine의 양적 변화를 확인하기 위하여 ELISA라고 하는 방법을 사용하였으며 IL-4, IL-5, IL-12, TNF-α의 변화를 관찰하였음. **특히 Puriton 처리군의 경우 대표적인 Th2-related cytokine인 IL-4 양이 용량 의존적으로 감소**하였음.

특허증

제 10 - 1973198호

특허증
CERTIFICATE OF PATENT

특 허
Patent Number
제 10-1973198 호

출원번호
Application Number
제 10-2018-0107033 호

출원일
Filing Date
2018년 09월 07일

등록일
Registration Date
2019년 04월 22일

발명의 명칭 Title of the Invention
미네랄 이온 혼합물을 포함하는 천식 예방 및 치료용 조성물

특허권자 Patentee
(주)카데시인코퍼레이션(110111-*****)**
서울특별시 종로구 새문안로 92 ,2021호(신문로1가,광화문오피시아)

발명자 Inventor
김광호
서울특별시 종로구 새문안로 92, 2021호 (신문로1가, 광화문오피시아)

위의 발명은 「특허법」에 따라 특허등록원부에 등록되었음을 증명합니다.
This is to certify that, in accordance with the Patent Act, a patent for the invention has been registered at the Korean Intellectual Property Office.

2019년 04월 22일

QR코드로 현재기준
등록사항을 확인하세요

특허청
Korean Intellectual
Property Office

특허청장
COMMISSIONER,
KOREAN INTELLECTUAL PROPERTY OFFICE

박 원 주

Puriton's
Anti-Cancer Efficacies

퓨리톤 항암효과 검증

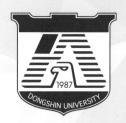

Anti-Cancer Efficacies Verification

Test at Dongshin University, Korea

동신대학교 항암효과 검증

동신대학교 항암효과 검증

· RAW 264.7 cell을 이용한 **안전성 검증**
Verified safety by testing on Raw 264.7 Cell

· MDA-MB-23 **유방암 세포주**를 이용한 암세포 증식 억제능 검증
심장마비와 돌연사의 주범을 몰아라

· HEP G2 **간암 세포주**를 이용한 암세포 증식 억제능 검증
Verified inhibition of cancer cells growth by testing on liver cancer cells

· A549 **폐암 세포주**를 이용한 암세포 증식 억제능 검증
Verified inhibition of cancer cells growth by testing on lung cancer cells

· HCT116 **대장암 세포주**를 이용한 암세포 증식 억제능 검증
Verified inhibition of cancer cells growth by testing on colorectal cancer cells

안전성 테스트 - 면역기능 테스트

Safety Test : Immune Functions Test

재료

· **Cell** : RAW264.7

· **Media** : DMEM with 10% FBS, 1% penicillin

· **시험재료 및 용량**

Puriton, 0 ~150㎕ / 200㎕ (5 ~75%)

· **분석시약**

3-(4, 5-Dimethylthiazol-2-yl)-2,

5-Diphenyltetrazolium Bromide (MTT)

방법

· **목적** : Cell viability · **분석법** : MTT assay

· **개괄적 분석방법**

1. 1.0×10^4 cells / well seeding

2. attaching for 12 hr

3. triplicate treatment

4. pH 무조정 및 0, 1, 2, 5, 10, 50, 100, 150㎕ / 200㎕ (0 ~75%)

5. 24hr & 48hr analysis

안전성 테스트 - 면역기능 테스트

Safety Test : Immune Functions Test

24hr

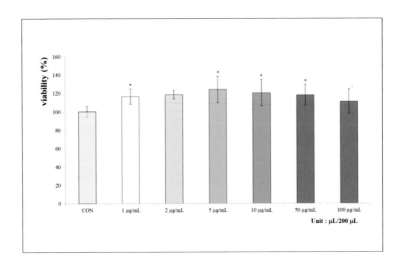

24hr

· 0.5 ~ 25% 증식
· 50%까지 독성 없음

48hr

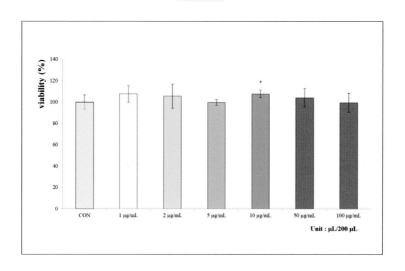

48hr

· 0.5 ~ 25% 증식
· 50%까지 독성 없음

항암실험 - 유방암 세포주

Anti - Cancer Test : Breast Cancer Cells

재료

· **Cell** : MDA-MD-231(유방암 세포주)

· **Media** : DMEM with 10% FBS, 1% penicillin

· **시험재료 및 용량**

Puriton, 0 -150㎕ / 200㎕ (0-75%)

· **분석시약**

3-(4, 5-Dimethylthiazol-2-yl)-2,

5-Diphenyltetrazolium Bromide (MTT)

방법

· **목적** : Cell viability   · **분석법** : MTT assay

· **개괄적 분석방법**

1. 1.0×10^4 cells / well seeding

2. attaching for 12 hr

3. triplicate treatment

4. pH 무조정 및 0, 1, 2, 5, 10, 50, 100, 150㎕ / 200㎕ (0-75%)

5. 24hr & 48hr analysis

항암실험 – 유방암 세포주

Anti - Cancer Test : Breast Cancer Cells

24hr

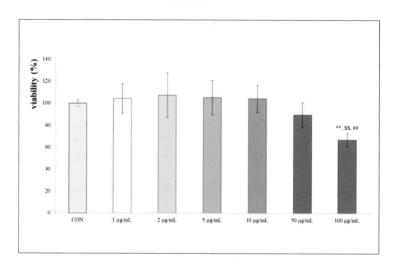

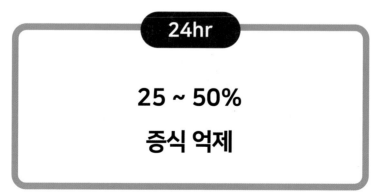

24hr

25 ~ 50%

증식 억제

48hr

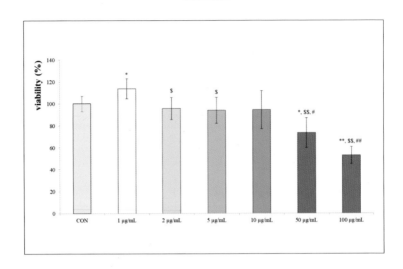

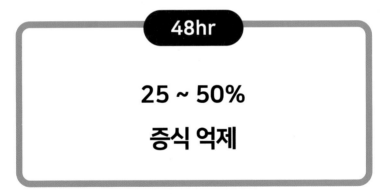

항암실험 - 간암 세포주

Anti - Cancer Test : Liver Cancer Cells

재료

- **Cell** : HepG2 (간세포)
- **Media** : DMEM with 10% FBS, 1% penicillin
- **시험재료 및 용량**
  Puriton, 0 -150㎕ / 200㎕ (0-75%)
- **분석시약**
  3-(4, 5-Dimethylthiazol-2-yl)-2,
  5-Diphenyltetrazolium Bromide (MTT)

방법

- **목적** : Cell viability　·**분석법** : MTT assay
- **개괄적 분석방법**
  1. 1.0×10^4 cells / well seeding
  2. attaching for 12 hr
  3. triplicate treatment
  4. pH 무조정 및 0, 1, 2, 5, 10, 50, 100, 150㎕ / 200㎕ (0-75%)
  5. 24hr & 48hr analysis

항암실험 – 간암 세포주

Anti - Cancer Test : Liver Cancer Cells

24hr

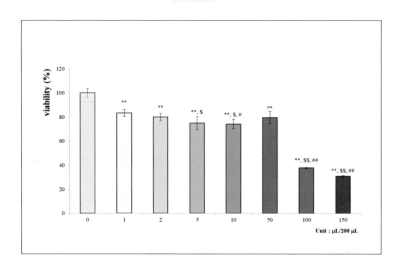

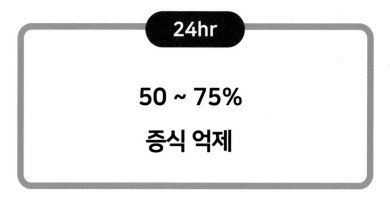

24hr

50 ~ 75%

증식 억제

48hr

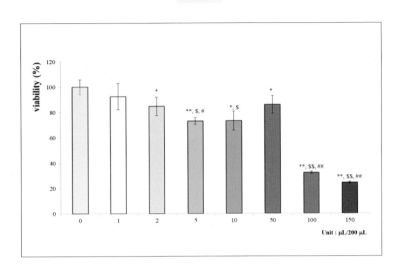

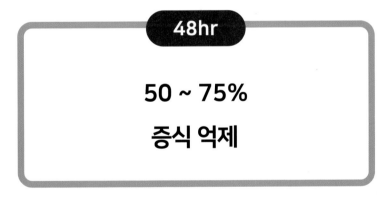

48hr

50 ~ 75%

증식 억제

항암실험 - 폐암 세포주

Anti - Cancer Test : Lung Cancer Cells

재료

· **Cell** : A549 (폐세포)

· **Media** : RPMI 1,640 with 10% FBS, 1% penicillin

· **시험재료 및 용량**

　Puriton, 0 -150㎕ / 200㎕ (0-75%)

· **분석시약**

　3-(4, 5-Dimethylthiazol-2-yl)-2,

　5-Diphenyltetrazolium Bromide (MTT)

방법

· **목적** : Cell viability 　· **분석법** : MTT assay

· **개괄적 분석방법**

　1. 1.0×10^4 cells / well seeding

　2. attaching for 12 hr

　3. triplicate treatment

　4. pH 무조정 및 0, 1, 2, 5, 10, 50, 100, 150㎕ / 200㎕ (0-75%)

　5. 24hr & 48hr analysis

항암실험 – 폐암 세포주

Anti - Cancer Test : Lung Cancer Cells

24hr

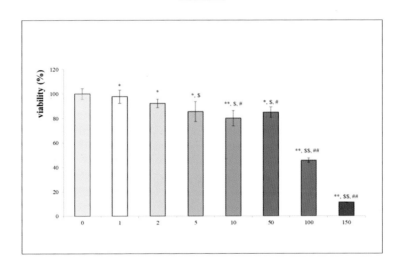

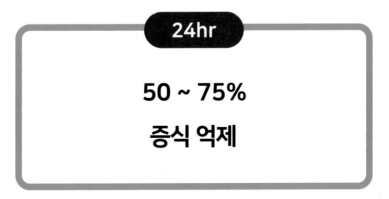

24hr

50 ~ 75%
증식 억제

48hr

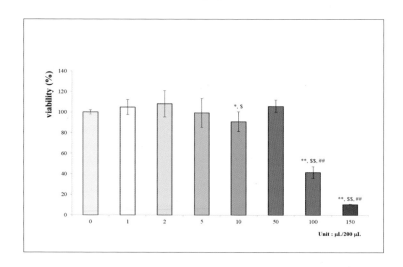

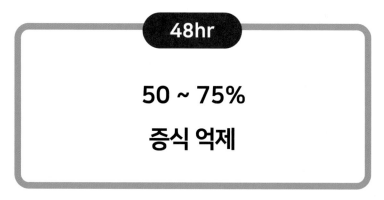

항암실험 – 대장암

Anti - Cancer Test : Colorectal Cancer Cells

24hr

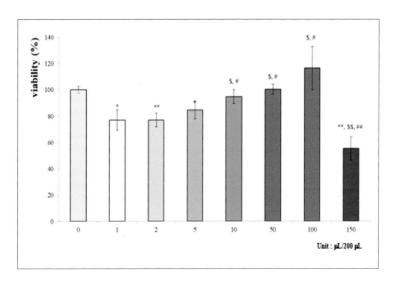

24hr

75% 증식 억제

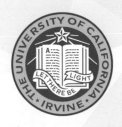

Anti-Cancer Efficacies Verification Test

University of California, Irvine

항암효과 검증

항암효과 검증

University of California, Irvine

전립선암

Prostate
Cancer Cells

난소암

Ovary
Cancer Cells

혈액암 : 백혈병

Promyelocytic
Leukemia

흑색종 : 피부암

Melanoma
Cell

신장암

Renal
Cancer Cell

EXPERIMENT RESULT of Puriton / Cell Viability Assay

Company: Kadesh
Sample: Puriton (lot# CP-021917)
Report Date: 06-23-2017

1. Cell Viability Assay (ATP Luminescent Assay)

The Luminescent Cell Viability Assay is a homogeneous method to determine the number of viable cells in culture based on quantitation of the ATP present, which signals the presence of metabolically active cells. Total levels of cellular ATP can be used to assess cell viability, cell proliferation and cytotoxicity of a wide range of compounds and biological response modifiers.

2. Cell Line : Melanoma (A375), Renal Cancer (RCC4(-), PC3, HL60

3. Method : Luminescent cell viability assay

At 24 h post-subculture, the cells in the 96-well plate were treated with Puritan, H2O and H20-pH12 for 1 days. Cellular viability was measured using the CellTiter-Glo® Luminescent Cell Viability assay (Promega Corporation, Madison, WI, USA). The 96-well plate was briefly equilibrated to room temperature for ~30 min. The CellTiter-Glo® reagent (100 µl) was then added to each well. Following this, the media and reagent were mixed for 2 min on an orbital shaker and left to incubate at room temperature for 10 min prior to recording luminescence, using a Tecan Infinite F200® microplate reader . Luminescence final values were presented as a relative percentage.

===

Jai Kim, PhD.
University of California, Irvine, Cancer Center
101 The City Dr. South. Orange, CA 92868

항암실험 – 전립선암

Anti - Cancer Test : Prostate Cancer Cells

· **Prostate Cancer Cell (전립선암)** : PC3
· **Reagent and treatment(Day 1)** : Puriton, H2O
· **Cell Viability Assay** (ATP Luminescent Assay)

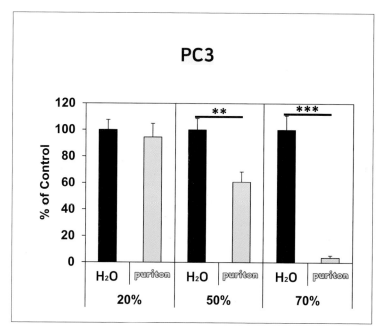

**p< . 01,   ***p< . 005   compared with the control(H2O).

항암실험 - 전립선암

Anti - Cancer Test : Prostate Cancer Cells

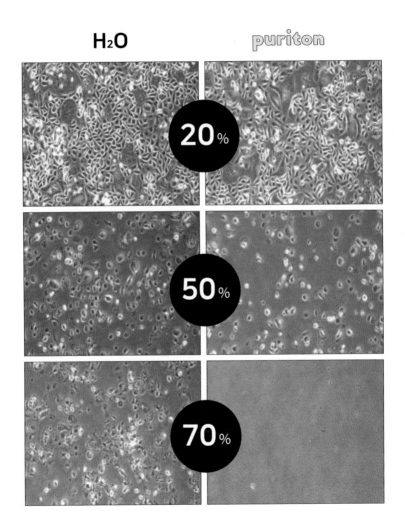

항암실험 - 전립선암

Anti-Cancer Test : Prostate Cancer Cells

PC3 (Prostate Cancer cell)
30% treat -3days

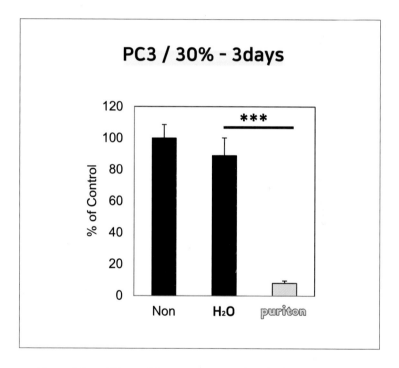

**p< . 01,   ***p< . 005   compared with the control (H2O).

항암실험 - 난소암

Anti - Cancer Test : Ovary Cancer Cells

· **Ovary Cancer Cell(난소암)** : OVCA429
· **Reagent and treatment(Day 3)** : Puriton, H_2O
· **Cell Viability Assay** (ATP Luminescent Assay)

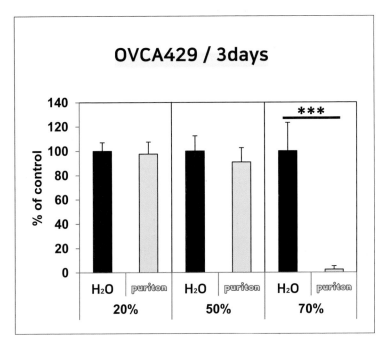

OVCA429 / 3days

**p<.01,   ***p<.005   compared with the control (H2O).

항암실험 - 난소암

Anti - Cancer Test : Ovary Cancer Cells

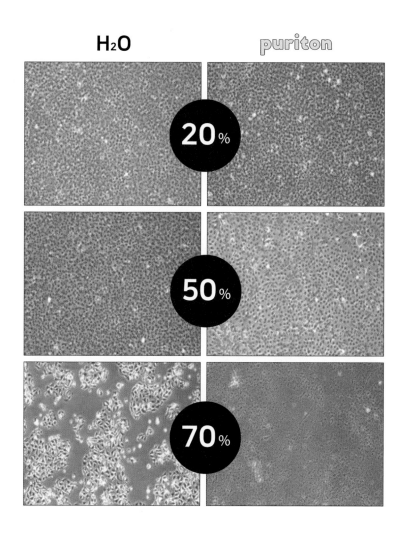

H₂O   puriton

20%

50%

70%

Hl60 / 2day / Tryphan Blue
HL 60

OVCA429 / 100% - 10min

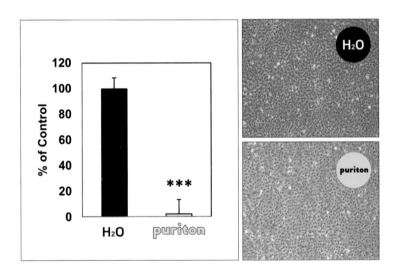

**p< . 01,   ***p< . 005   compared with the control (H2O).

항암실험 – 혈액암 : 백혈병

Anti - Cancer Test : Leukemia

- **Promyelocytic Leukemia** (혈액암, 백혈병) : HL60
- **Reagent and treatment** (Day 2) : Puriton, H2O
- **Cell Viability Assay** (Tryphan Blue)

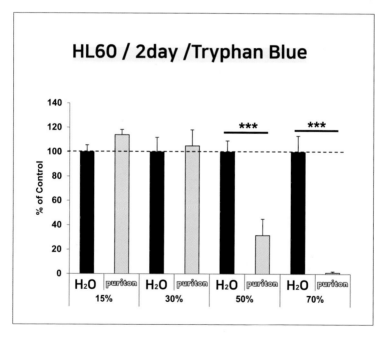

HL60 / 2day /Tryphan Blue

**p< . 01, ***p< . 005   compared with the control (H2O).

항암실험 - 흑색종 : 피부암

Anti - Cancer Test : Melanoma

- **Melanoma Cell** (흑색종, 피부암) : A375
- **Reagent and treatment** (Day 2) : Puriton, H2O
- **Cell Viability Assay** (ATP Luminescent Assay)

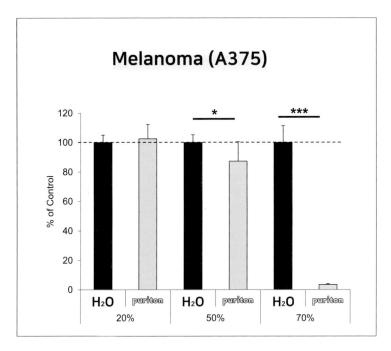

**p< . 01,   ***p< . 005   compared with the control (H2O).

항암실험 - 흑색종 : 피부암

Anti - Cancer Test : Melanoma

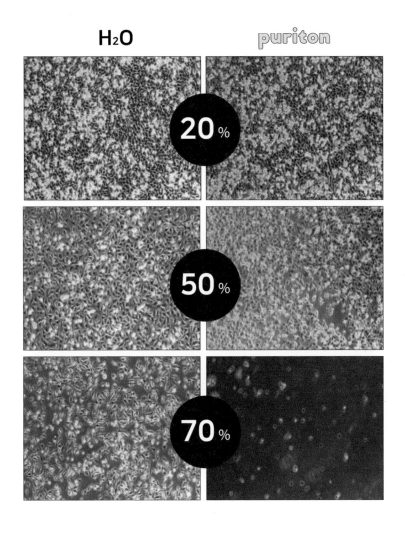

항암실험 : 신장암

Anti - Cancer Test : Renal Cancer Cells

- **Renal Cancer Cell(신장암)** : RCC4(-)
- **Reagent and treatment(Day 1)** : Puriton, H2O
- **Cell Viability Assay** (ATP Luminescent Assay)

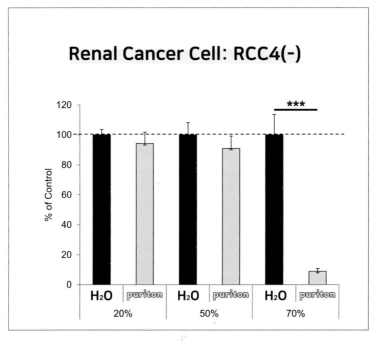

**p< . 01,   ***p< . 005   compared with the control (H2O).

항암실험 : 신장암

Anti - Cancer Test : Renal Cancer Cells

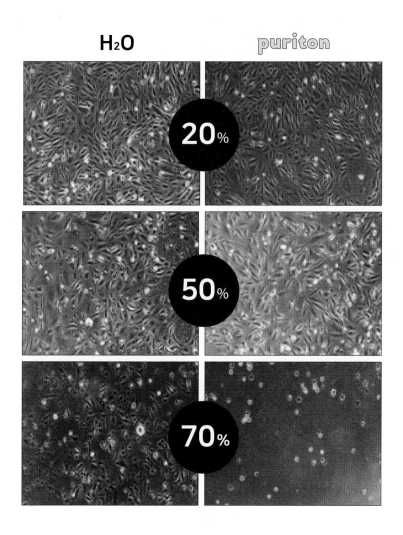

요약

Summary

· **Puriton은 50% 처리에서 약 40%의 전립선암(PC3) 성장 효과를 보였고 70% 처리한 경우 암세포 생존은 0%였다.**

· Puriton을 3일간 30%로 전립선암(PC3)에 처리한 결과 5 ~10% 생존율을 보임.

· 난소암세포(OVCA429)에서 Purion은 70%처리할 경우의 세포 생존율을 보임.

· 혈액암세포(HL60)의 경우 Purion은 50%와 70%로 3일간 처리에서 30%~1%의 세포 생존율을 보임.

· 피부암(A375)의 경우 Purion은 50%와 70%로 2일간 처리에서 80%, ~1%의 세포 생존율을 보임.

· 신장암(RCC(-))의 경우 Purion은 70%로 2일간 처리에서 10% 세포 생존율을 보임.

퓨리톤 미네랄 원소 구성

[인체 구성의 11대 원소] 인체 대량 무기질 7대 원소

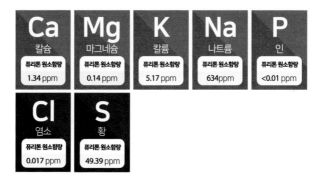

Ca 칼슘	Mg 마그네슘	K 칼륨	Na 나트륨	P 인
퓨리톤 원소함량 1.34 ppm	퓨리톤 원소함량 0.14 ppm	퓨리톤 원소함량 5.17 ppm	퓨리톤 원소함량 634ppm	퓨리톤 원소함량 <0.01 ppm

Cl 염소	S 황
퓨리톤 원소함량 0.017 ppm	퓨리톤 원소함량 49.39 ppm

인체 구성의 15대 미량원소

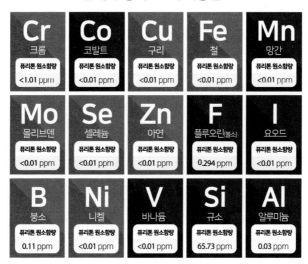

Cr 크롬	Co 코발트	Cu 구리	Fe 철	Mn 망간
퓨리톤 원소함량 <1.01 ppm	퓨리톤 원소함량 <0.01 ppm	퓨리톤 원소함량 <0.01 ppm	퓨리톤 원소함량 <0.01 ppm	퓨리톤 원소함량 <0.01 ppm
Mo 몰리브덴	Se 셀레늄	Zn 아연	F 플루오린(불소)	I 요오드
퓨리톤 원소함량 <0.01 ppm	퓨리톤 원소함량 <0.01 ppm	퓨리톤 원소함량 <0.01 ppm	퓨리톤 원소함량 0.294 ppm	퓨리톤 원소함량 <0.01 ppm
B 붕소	Ni 니켈	V 바나듐	Si 규소	Al 알루미늄
퓨리톤 원소함량 0.11 ppm	퓨리톤 원소함량 <0.01 ppm	퓨리톤 원소함량 <0.01 ppm	퓨리톤 원소함량 65.73 ppm	퓨리톤 원소함량 0.03 ppm

지구구성 주요 8대 원소

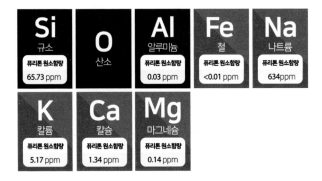

Si 규소
퓨리톤 원소함량
65.73 ppm

O 산소

Al 알루미늄
퓨리톤 원소함량
0.03 ppm

Fe 철
퓨리톤 원소함량
<0.01 ppm

Na 나트륨
퓨리톤 원소함량
634ppm

K 칼륨
퓨리톤 원소함량
5.17 ppm

Ca 칼슘
퓨리톤 원소함량
1.34 ppm

Mg 마그네슘
퓨리톤 원소함량
0.14 ppm

바닷물 9대 원소

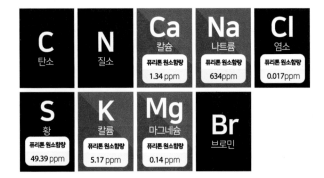

C 탄소

N 질소

Ca 칼슘
퓨리톤 원소함량
1.34 ppm

Na 나트륨
퓨리톤 원소함량
634ppm

Cl 염소
퓨리톤 원소함량
0.017ppm

S 황
퓨리톤 원소함량
49.39 ppm

K 칼륨
퓨리톤 원소함량
5.17 ppm

Mg 마그네슘
퓨리톤 원소함량
0.14 ppm

Br 브로민

알루미늄 Aluminium	식품: 유럽에서는 일일 섭취량을 약 3~10mg으로 추정 물: 황산알루미늄을 사용하여 수돗물을 효과적으로 정화 의약품: 고대 그리스 시대 이후 사람들은 출혈을 멈추는 수렴제 등 알루미늄 화합물을 약용 **목적 백신의 효과를 높이기 위해 알루미늄 화합물을 사용.**
비소 Arsenic	한의학에서는 천식, 기침, 통증, 부종 등에 미량 첨가하여 치료제로 활용.
비스무스 Bismuth	설사, 장염, 위궤양, 피부질환을 치료할 때 쓰이고 비스무트 화합물은 화장품이나 다른 의약품의 원료로도 쓰인다.
붕소 Boron	뼈의 성장과 안정에 기여하고 탈 무기질화 현상을 방지한다. 칼슘의 흡수를 도우며 비타민D를 활성화시킨다. **뇌의 기능을 향상**시킨다. * 골다공증, 관절염 환자에게는 붕소 공급이 필수적이며, 폐경 후 여성이나 노인의 경우에 별도의 섭취가 필요한 경우가 많다. * 약리작용 및 효과 : 비타민D를 활성형으로 전환하는 데 관여, 소변으로 칼슘과 마그네슘의 배출을 방지
칼슘 Calcium	체내 가장 많은 무기질로 체중의 2%를 차지한다. 그중 99% 는 뼈에 1%는 혈액과 조직에 함유되어 **생체기능 조절**에 관여 한다. 칼슘은 체내 뼈대와 치아를 구성하고 호르몬과 다양한 생물 효소의 활성에 중심. 신진대사에서 여러 종류의 생화학 반응에 참여하고 촉진. 근육수축, 심장박동 통제와 신경전달 물질. 생체 세포 조직이 죽어가는 상태에 효능. * 결핍 시에는 골다공증과 손톱 부스러짐 등 골격의 문제, 신경전달 이상으로 근육 경직과 경련, 불안·초조 현상을 유발
크롬 Chromium	인슐린의 작용을 정상화, 혈액 내 당 이용률을 높여준다. **혈액의 콜레스테롤을 낮추어, 동맥경화를 개선하고 예방 핵산 안에서 유전자의 돌연변이가 발생을 방지**한다. * 음식물로 섭취하기 어려운 미네랄로 미국인의 2/3가 당 대사에 이상을 나타내고 **부족시 성인 당뇨병의 원인**
코발트 Cobalt	비타민 B12의 활성의 중심. * 결핍 시 사지 지각이상, 위치감각 감소, 손과 발의 무감각, 우울증 등의 증세

구리
Copper

철과 함께 적혈구가 산소를 운반하는 데 도움.
갑상선 기능 활성화.
대뇌 안에서 중추신경 계통의 완전성이 유지되도록 한다.
세포에서 면역기능을 발휘하는 중요한 작용.

* 결핍 시 빈혈, 혈중 콜레스테롤 수치 상승, 류머티스 관절염, 파킨슨병과 같은
   신경학적 장애, 심혈관의 이상이 올 수 있다.

철
Iron

헤모글로빈과 근육 단백질의 중심이며, 산소를 폐부분에서
인체의 각 조직으로 운반하는 임무를 맡고 있다.
두뇌의 지적 능력 유지.
뇌의 신경전달 물질에 관여하는 효소의 활성화.
유기체의 면역기능에 영향을 준다.

* 대표적인 결핍증상은 빈혈, 소화불량, 탈모, 정신 기능의 둔화 등이다.

리튬
Lithium

정신질환 중 조증, 조울증의 예방과 치료에 효과적임.

마그네슘
Magnesium

신경전달, 신진대사 중 효소 활동의 촉매로 작용.
심장, 뇌, 등 활력이 많이 필요로하는 **장기의 에너지 생성에**
관여하는 효소의 활동 도움.
혈관을 이완하여 각종 **혈관성 질환 예방. 암 종양의 예방.**
혈압의 갑작스런 변화로부터 동맥 내벽에 오는 충격을 막아준다.

수은
Mercury

한의학에서는 탈모를 낫게 하고 모든 악창을 낫게 한다.

몰리브덴
Molybdenum

호르몬의 활성을 조절한다.
심근 세포의 이상통투성을 낮추고, **세포 안에서의 병균번식을**
억제하며, **유기체의 면역력을 향상**시킨다.

* **부족시** 잇몸질환, 암**의 발생률이** 증가할 수 있다.

인
Phosphorus

체내 80%의 인은 칼슘과 함께 뼈대와 치아를 구성.
세포내액의 삼투압과 산, **알칼리의 균형유지 체내 에너지**
전환의 중심.
많은 종류의 생물 효소의 구성 성분이자 활성체
체내의 영양흡수를 촉진.

칼륨
Potassium

세포 내의 대표적 전해질, 삼투압과 **산, 알칼리의 균형을 유지**
당분과 단백질 합성에 참여.
신경전달과 근육수축에 영향을 미친다.
결핍 시 체액을 산성화시켜 효소의 활성을 떨어뜨리며,
무력증, 신경장애를 일으킬 수 있다.

셀레늄
Selenium

암을 방지하고 유기체의 면역 능력을 향상시키는 작용.
항암작용, 항산화 작용.
갑상선 호르몬의 대사와 관상동맥 질환이나 중풍의 예방에 도움.
부족시 심근괴사증에 걸리기 쉬우며, 정자가 기형으로 성장.

은
Silver

세균을 억제시키는 효과
동의보감에 은을 몸에 지님으로써 오장이 편하고 심신이 안정.
세포의 활성화 및 재생에 도움
혈액을 정화 활성화에 도움.
면역력 증진

나트륨
Sodium

알칼리 균형을 조절한다. 장벽에 붙은 불순물 제거.
세포외액의 정상적인 삼투압을 유지. 혈액의 농도 조절.

스트론튬
Strontium

뼈 형성을 증가시키고 뼈 손실을 예방.
암세포 사멸 효과
관절에서 콜라겐과 연골의 형성을 촉진.
충치 예방.

탈리움
Thallium

피부질환 치료제나 탈모제 등으로도 사용.

주석
Tin

세균의 형성을 막음, 치약의 충치 예방 목적.
효소의 활성에 영향을 끼치며, 단백질과 핵산의 합성을 촉진.
종양에 대항하는 작용

티타늄
Titanium

자외선 차단 효과.

바나듐
Vanadium

콜레스테롤 합성을 저해한다.
순환기 계통의 건강 유지에 기여.

아연
Zinc

사람의 눈, 가슴과 생식 계통에 아연의 함유량이 비교적 높다.
면역력을 증가시켜 감염으로부터 인체를 보호 갑상선 기능조절
성장발육을 촉진하고 호르몬의 기능에 영향, 생물 효소의
안전성을 보호.
정자의 성장에 필수원소이며, 정자의 활성에 직접적인
영향을 준다.
* 부족하면 면역 기능이 손상.

특허증

제 10 - 1996383호

특허증
CERTIFICATE OF PATENT

특허 Patent Number
제 10-1996383 호

출원번호 Application Number
제 10-2018-0086173 호

출원일 Filing Date
2018년 07월 24일

등록일 Registration Date
2019년 06월 28일

발명의 명칭 Title of the Invention
퓨리톤을 유효성분으로 포함하는 항암용 조성물

특허권자 Patentee
(주)카데시인코퍼레이션(110111-*******)
서울특별시 종로구 새문안로 92, 2021호(신문로1가,광화문오피시아)

발명자 Inventor
김광호
서울특별시 종로구 새문안로 92, 2021호 (신문로1가, 광화문오피시아)

위의 발명은 「특허법」에 따라 특허등록원부에 등록되었음을 증명합니다.
This is to certify that, in accordance with the Patent Act, a patent for the invention has been registered at the Korean Intellectual Property Office.

2019년 06월 28일

QR코드로 현재기준
등록사항을 확인하세요

특허청장
COMMISSIONER,
KOREAN INTELLECTUAL PROPERTY OFFICE
박 원 주

특허청
Korean Intellectual
Property Office

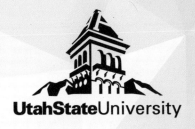

Virucidal Efficacies Tests

항바이러스, 살바이러스 효과 실험

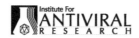
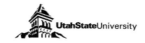

Virucidal Efficacy Assay

Sponsor:	U.C. Irvine Medical Center
Sponsor contact:	Jai Kim, PhD
Report Date:	26 July 2017
Virus:	Zika (MR766 Uganda); Influenza A/Duck/MN/1525/81 (H5N1)
Samples tested:	Puriton, lot# CP-051917, received 7/6/2017
Contact conditions:	22 ± 2°C; 4 hours, 18 hours

Procedure:
The compound was received as a liquid and tested undiluted and diluted to 50% in water. One mL of each drug dilution was added to tubes in triplicate for each time point and each virus tested. A negative control (water) and positive control (70% Ethanol) were included for each replicate. One set of toxicity control tubes was prepared in the same manner with no virus added to these tubes. Virus was added to the tubes for each time point (4 hour and 18 hour). Ten μl of Zika virus stock and 100 μl influenza A(H5N1) virus stock were added to respective tubes and mixed thoroughly. The H5N1 stock had a lower titer and therefore increased volume was required for testing, so the highest concentration of drug tested was 90% once virus was added, whereas it was 99% for Zika. Tubes were incubated at room temperature for 4 hours or 18 hours. Following incubation, samples were added to cell culture media at a 1/10 dilution and serial log dilutions were performed. Diluted samples were added to 4 wells each of a 96-well plate with 80-90% confluent MDCK cells for influenza and Vero 76 cells for Zika. Toxicity controls were diluted and plated in the same manner described above. Half of the uninfected control wells were spiked with virus (30 $CCID_{50}$/well) to monitor for antiviral activity (neutralization controls) of the compound in the cells. Plates were incubated at 37 ± 2°C with 5% CO_2. Cultures were scored for presence or absence of cytopathic effect (CPE) on day 3 for H5N1 and day 6 for Zika virus. The Reed-Muench method was used to determine end-point titers (50% cell culture infectious dose, $CCID_{50}$) of the samples, and the log reduction value (LRV) of the compound compared to the negative (water) control was calculated.

One-way ANOVA with Dunnett post-test was performed using Prism™ for Mac (GraphPad) to compare all test groups to the negative control.

Results:

Neutralization controls showed that virus was effectively detected in the titer assay. Toxicity controls showed that titer plates were valid and no toxicity was observed on the test plates. Virucidal results are in Tables 1 and 2.

For Zika virus, the 70% ethanol was fully effective, and untreated virus controls were as expected. The undiluted compound and 50% solution were effective virucidals with 4- and 18-hour contact times (Table 1).

For influenza A(H5N1) virus, the 70% ethanol was fully effective, and untreated virus controls were as expected. The undiluted compound was an effective virucidal with 4- and 18-hour contact times and the 50% solution was effective with 18 hours of contact time, but less effective with 4 hours of contact time (Table 2).

Michelle Mendenhall	7/26/17

Table 1. Virucidal efficacy of Puriton against Zika virus after 4 or 18 hrs liquid-liquid contact at 22 ± 2°C

	Contact time (hr)	90% Puriton	50% Puriton	70% Ethanol	Water
[a]CCID$_{50}$ per 100 μL	4	0.7 ± 0.0***	0.7 ± 0.0***	0.8 ± 0.2***	5.0 ± 0.00
Log reduction value	4	>4.3	>4.3	4.2	n/a
[a]CCID$_{50}$ per 100 μL	18	[b]<0.7***	0.7 ± 0.0***	[b]<0.7***	5.2 ± 0.3
Log reduction value	18	>4.5	4.5	>4.5	n/a

[a] Log$_{10}$ CCID$_{50}$ of virus per 0.1 mL, average of 3 replicates ± standard deviation
[b] For statistical analysis "<" signs were ignored.
***P < 0.001 by one-way ANOVA and Dunnett post-test compared with untreated virus control (water)

Table 2. Virucidal efficacy of Puriton against Influenza A(H5N1) virus after 4 or 18 hrs liquid-liquid contact at 22 ± 2°C

	Contact time (hr)	90% Puriton	50% Puriton	70% Ethanol	Water
[a]CCID$_{50}$ per 100 μL	4	[b]<0.7***	1.9 ± 0.5***	[b]<0.7***	4.5 ± 0.2
Log reduction value	4	>3.8	2.6	>3.8	n/a
[a]CCID$_{50}$ per 100 μL	18	[b]<0.7***	<0.7***	[b]<0.7***	4.1 ± 0.4
Log reduction value	18	>3.4	>3.4	>3.4	n/a

[a] Log$_{10}$ CCID$_{50}$ of virus per 0.1 mL, average of 3 replicates ± standard deviation
[b] For statistical analysis "<" signs were ignored.
***P < 0.001 by one-way ANOVA and Dunnett post-test compared with untreated virus control (water)

The schematic porcedure of virucidal test

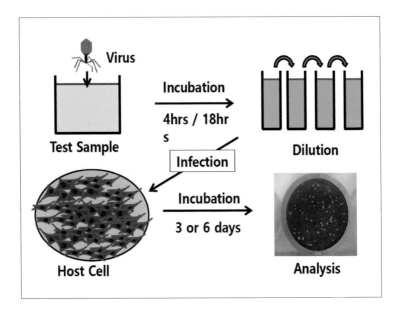

The schematic porce dure of virucidal test

❶ Virus

Zika (MR766 Uganda):
Influenza A/Duck/MN/1525/81 (H5N1)

❷ Host Cells:

MDCK cells for influenza
Vero 76 cells for Zika.

❸ Cytopathic effect (CPE):

Day 3 for H5N1
Day 6 for Zika Virus.

❹ The Reed-Muench method:

50% cell culture infectious does (CCID50)
log reduction value (LRV)

Zika (MR766 Uganda)

Table 1. Virucidal efficacy of Puriton against Zika virus after 4 or 18 hrs liquid-liquid contact at $22 \pm 2°C$

	Contact time (hr)	90% Puriton	50% Puriton	70% Ethanol	Water
[a]CCID$_{50}$ per 100 µL	4	0.7 ± 0.0***	0.7 ± 0.0***	0.8 ± 0.2***	5.0 ± 0.00
Log reduction value	4	>4.3	>4.3	4.2	n/a
[a]CCID$_{50}$ per 100 µL	18	[b]<0.7***	0.7 ± 0.0***	[b]<0.7***	5.2 ± 0.3
Log reduction value	18	>4.5	4.5	>4.5	n/a

[a] Log$_{10}$ CCID$_{50}$ of virus per 0.1 mL, average of 3 replicates ± standard deviation
[b] For statistical analysis "<" signs were ignored.
***$P < 0.001$ by one-way ANOVA and Dunnett post-test compared with untreated virus control (water)

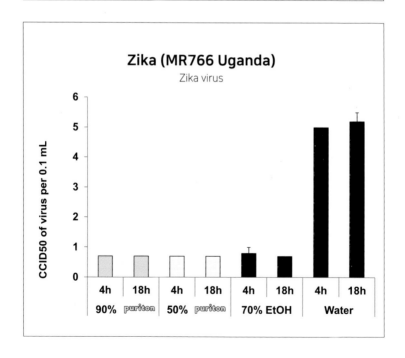

144

Influenza A/Duck/MN/1525/81

H5N1

Table 2. Virucidal efficacy of Puriton against Influenza A(H5N1) virus after 4 or 18 hrs liquid-liquid contact at 22 ± 2°C

	Contact time (hr)	90% Puriton	50% Puriton	70% Ethanol	Water
[a]$CCID_{50}$ per 100 µL	4	[b]<0.7***	1.9 ± 0.5***	[b]<0.7***	4.5 ± 0.2
Log reduction value	4	>3.8	2.6	>3.8	n/a
[a]$CCID_{50}$ per 100 µL	18	[b]<0.7***	<0.7***	[b]<0.7***	4.1 ± 0.4
Log reduction value	18	>3.4	>3.4	>3.4	n/a

[a] Log_{10} $CCID_{50}$ of virus per 0.1 mL, average of 3 replicates ± standard deviation
[b] For statistical analysis "<" signs were ignored.
***$P < 0.001$ by one-way ANOVA and Dunnett post-test compared with untreated virus control (water)

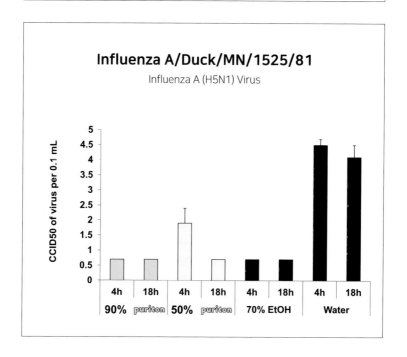

Influenza A/Duck/MN/1525/81
Influenza A (H5N1) Virus

요약

Summary

· **Puriton은 90%와 50% 지카 바이러스(Zika virus)를 4시간, 18시간 동안 Incubation 한 결과 모두에서 지카 바이러스를 죽이는 효과가 있음.**

· 조류 독감 바이러스(Influenza A (H5N1))의 경우는 Puriton 90%에서 4시간, 18시간 동안 Incubation 한 모두에서 바이러스를 죽이는 효과가 있음.

· Puriton 50%에 조류 독감 바이러스를 4시간 둔 경우도 바이러스를 죽이는 효과가 있으나 18시간 동안 둔 경우보다 약간 작은 효과를 보임.

· Puriton은 지카 바이러스(Zika virus)와 조류 독감 바이러스 (Influenza A(H5N1) 모두에 바이러스를 죽이는 효과가 있음.

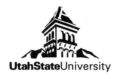
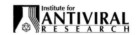

UtahStateUniversity

Virucidal Activity of Puriton vs hCoV-OC43 Virus

Sponsor	UCI Medical Center
Sponsor Contact:	Jai Kim
Report Date:	March 17, 2020
Viruses Tested:	hCoV-OC43
Cell Line:	RD
Incubation:	1 hour room temperature 6 hours room temperature
Compounds Tested:	Puriton
Experiment #:	HCoV-027

Study Director:

Michelle Mendenhall
Utah State University, Institute for Antiviral Research 5600 Old Main Hill
Logan, UT 84322 michelle.mendenhall@usu.edu

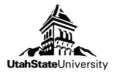

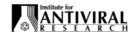

Procedure

Human coronavirus (hCoV-OC43) stocks were previously prepared in MEM with 2% FBS and 50 µg/mL gentamicin.

Test compound was received from the sponsor in liquid form. The compound was tested at concentrations of 90% and 70% by adding virus stock directly to sample in triplicate tubes of each for each concentration. Media only was added to one tube of each prepared concentration to serve as toxicity and neutralization controls. Ethanol (70%) was tested in parallel as a positive control and water only to serve as the virus control.

Solution and virus were incubated at room temperature for 1 hour and 6 hours. The solution was then neutralized by a 1/10 dilution in culture media (MEM+5% FBS+50 µg/mL gentamicin) to each sample. Neutralized samples were serially diluted using eight log dilutions in test medium. Each dilution was added to 4 wells of a 96-well plate with 80-100% confluent RD cells. The toxicity controls were added to an additional 3 wells and infected with virus (50 CCID50) to serve as neutralization controls, ensuring that residual sample in the titer assay plated did not inhibit growth and detection of surviving virus. All plates were incubated at 37±2°C, 5% CO_2.

On day 6 post-infection plates were scored for presence or absence of viral cytopathic effect (CPE). The Reed-Muench method was used to determine end-point titers (50% cell culture infectious dose, $CCID_{50}$) of the samples, and the log reduction value (LRV) of the compound compared to the negative (water) control was calculated.

Results

Virus titers and LRV for Puriton against hCoV-OC43 are shown in Table 1. Virus in control samples was between 2.4 - 2.8 log_{10} $CCID_{50}$, limiting our detection in reduction of virus to 1.7 - 2.1 log_{10} $CCID_{50}$.

Some toxicity was observed in the 1/10 dilution in both 70% and 90% Puriton samples, but it did not interfere with detection of virus.

Puriton was an effective virucidal after a 1-hour and 6-hour incubation against hCoV-OC43, reducing virus by 1.7-2.1 log_{10} $CCID_{50}$. Positive control and neutralization controls performed as expected.

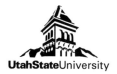

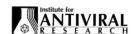

UtahStateUniversity

Table 1. Virucidal efficacy of Puriton against hCoV-OC43 after 1-hour and 6-hour incubation with virus at $22 \pm 2°C$.

	[a]CCID$_{50}$/mL	[b]LRV
90% Virus Control, 1-hour	2.4	N/A
90% Puriton, 1-hour	<0.7***	1.7
70% Virus Control, 1-hour	2.8	N/A
70% Puriton, 1-hour	<0.7***	2.1
EtOH, 1-hour	<0.7***	2.1
Virus Control, 6-hour	2.7	N/A
90% Puriton, 6-hour	<0.7***	2.0
70% Virus Control, 6-hour	2.5	N/A
70% Puriton, 6-hour	<0.7***	1.8
EtOH, 6-hour	<0.7***	1.8

[a] Log_{10} CCID$_{50}$ of virus per mL, average of 3 replicates $\pm$ standard deviation
[b] LRV (log reduction value) is the reduction of virus compared to the virus control
***P < 0.001 by one-way ANOVA and Dunnett post-test compared with untreated virus control (water). For statistical analysis "<" signs were ignored.

Virucidal test (Coronavirus)

1 **Virus :** hCoV-OC43 Human Corona beta Virus

2 **Cells :** RD cells for Human Corona beta Virus

3 **Cytopathic effect** (CPE) **:** on day 6

4 **The Reed-Muench method:**
50% cell culture infectious dose (CCID50)
log reduction value (LRV)

---

hCoV-OC43 Human
Corona beta Virus

Table 1. Virucidal efficacy of Puriton against hCoV-OC43 after 1-hour and 6-hour incubation with virus at $22 \pm 2^\circ$C.

	[a]$CCID_{50}$/mL	[b]LRV
90% Virus Control, 1-hour	2.4	N/A
90% Puriton, 1-hour	<0.7***	1.7
70% Virus Control, 1-hour	2.8	N/A
70% Puriton, 1-hour	<0.7***	2.1
EtOH, 1-hour	<0.7***	2.1
Virus Control, 6-hour	2.7	N/A
90% Puriton, 6-hour	<0.7***	2.0
70% Virus Control, 6-hour	2.5	N/A
70% Puriton, 6-hour	<0.7***	1.8
EtOH, 6-hour	<0.7***	1.8

[a] Log_{10} $CCID_{50}$ of virus per mL, average of 3 replicates $\pm$ standard deviation
[b] LRV (log reduction value) is the reduction of virus compared to the virus control
***$P < 0.001$ by one-way ANOVA and Dunnett post-test compared with untreated virus control (water). For statistical analysis "<" signs were ignored.

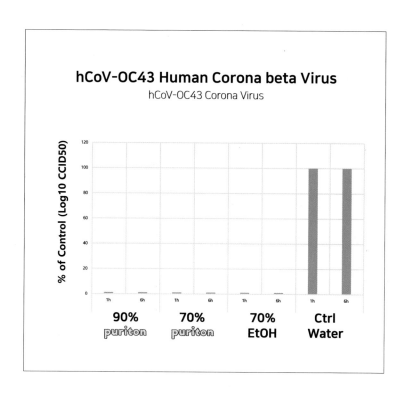

요약

Summary

❶ **Puriton의 90%와 70% 용액에 코로나 바이러스(hCoV -OC43 Human Corona beta Virus)를 1시간, 6시간 동안 In cubation 한 결과 모두에서 코로나바이러스를 죽이는 효과가 있음.**

❷ 살 바이러스 (Virucidal) 효과는 70% Ethanol과 유사함.

❸ 살 바이러스 (Virucidal) test에 사용된 Human Corona Virus hCoV-OC43는 현재 Coronavirus disease(COVID-19)를 일으키는 Corona virus, SARS-CoV-2(SC2)와 같은 beta type임.

❹ 실험 결과에 기초하면 Puriton은 Nasal spray, Mouth wash, ethanol을 대신하는 hand sanitizer 등으로 사용하여 Corona virus 감염을 줄이거나 예방할 수있다.

❺ 독성이 없는 Puriton 물질의 특성을 고려할 때 이후 치료제로 접근 가능성의 여지를 볼 수 있다.

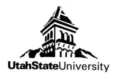

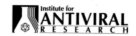

UtahStateUniversity

Virucidal Activity of Puriton vs SARS-CoV-2 Virus (COVID-19)

Sponsor	UCI Medical Center
Sponsor Contact:	Jai Kim
Report Date:	May 4, 2020
Viruses Tested:	SARS-CoV-2 (COVID-19)
Cell Line:	Vero 76
Incubation:	1 hour room temperature
Compounds Tested:	Puriton
Experiment #:	SARS2-071

Study Director:

Michelle Mendenhall
Utah State University, Institute for Antiviral Research
5600 Old Main Hill
Logan, UT 84322
michelle.mendenhall@usu.edu

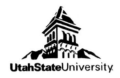

UtahStateUniversity

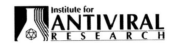

Procedure

SARS-CoV-2 (COVID-19) stocks were prepared by growing virus in Vero 76 cells using test media of MEM with 2% FBS and 50 µg/mL gentamicin.

Test compound was received from the sponsor in liquid Form. The compound was tested at concentrations of 90% and 70% by adding virus stock directly to sample in triplicate tubes for each concentration. Media only was added to one tube of each prepared concentration to serve as toxicity and neutralization controls. Ethanol (50%) was tested in parallel as a positive control and water only to serve as virus controls.

Solution and virus were incubated at room temperature for 1 hour. The solution was then neutralized by a 1/10 dilution in MEM with 10% FBS and 50 µg/mL gentamicin to each sample. Neutralized samples for each concentration were pooled and serially diluted using eight log dilutions in test medium. Each dilution was added to 4 wells of a 96-well plate with 80-100% confluent Vero 76 cells. The toxicity controls were added to an additional 4 wells and 2 wells each were infected with virus to serve as neutralization controls, ensuring that residual sample in the titer assay plated did not inhibit growth and detection of surviving virus. All plates were incubated at 37±2°C, 5% CO_2.

On day 5 post-infection plates were scored for presence or absence of viral cytopathic effect (CPE). The Reed-Muench method was used to determine end-point titers (50% cell culture infectious dose, $CCID_{50}$) of the samples, and the log reduction value (LRV) of the compound compared to the negative (water) control was calculated.

Results

Virus titers and LRV For Puriton against SARS-CoV-2 (COVID-19) are shown in Table 1. Virus in control samples was 3.5 log_{10} CCID50 per 0.1 mL.

Puriton was an effective virucidal after a 1-hour incubation with SARS-CoV-2 (COVID-19), reducing virus by >2.8 log_{10} CCID50 (>99.8%). Positive control and neutralization controls performed as expected.

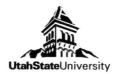

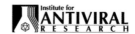

Table 1. Virucidal efficacy of Puriton against SARS-CoV-2 (COVID-19) after 1-hour incubation with virus at 22 ± 2°C.

	[a]CCID$_{50}$ /mL	[b]LRV
90% Puriton	<0.7	>2.8
70% Puriton	<0.7	>2.8
Ethanol	<0.7	>2.8
Virus Control	3.5	N/A

[a] Log$_{10}$ CCID$_{50}$ of virus per mL

[b] LRV (log reduction value) is the reduction of virus compared to the virus control

Puriton COVID-19
Virucidal Efficacy Test

Corona -19 Virus: SARS - CoV-2

코로나-19 바이러스,

살바이러스 효과 실험

The schematic procedure of virucidal test

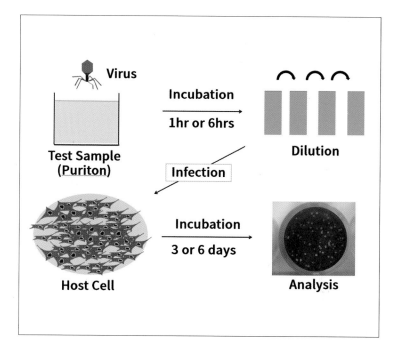

Cytopathic Effect
CPE

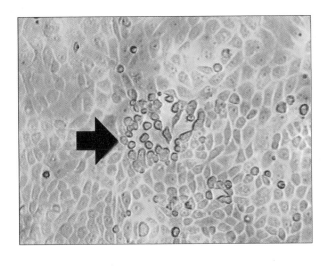

· Some viruses kill the cells in which they replicate, and infected cells may eventually detach from the cell culture plate.

· As more cells are infected, the changes become visible and are called cytopathic effects.

Quantification of CPE

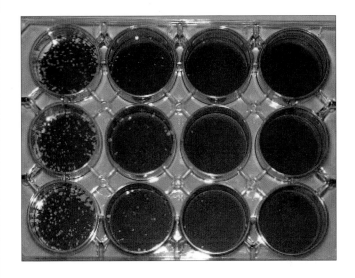

- **Cell Culture Infectious Dose 50** (CCID50):

  a measure of virulence of virus

CCID50 Procedure

· Count wells exhibiting CPE
· Calculate using the dilution factors to get
  infection rates of zero to 100 percent

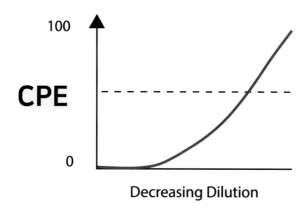

Virucidal test (Corona-19 Virus)

❶ Virus

Human Corona-19 Virus
SARS-CoV-2 Virus (COVID-19)

❷ Host Cells:

Vero 76 cells for Human Corona-19 Virus

❸ Cytopathic effect (CPE):

on day 5

❹ The Reed-Muench method:

50% cell culture infectious dose (CCID50)
log reduction value (LRV)

Human Corona-19 Virus

SARS-CoV-2: COVID-19

Table 1. Virucidal efficacy of Puriton against SARS-CoV-2 (COVID-19) after 1-hour incubation with virus at $22 \pm 2\,^{\circ}\text{C}$.

	[a]$CCID_{50}$ /mL	[b]LRV
90% Puriton	<0.7	>2.8
70% Puriton	<0.7	>2.8
Ethanol	<0.7	>2.8
Virus Control	3.5	N/A

[a] Log_{10} $CCID_{50}$ of virus per mL
[b] LRV (log reduction value) is the reduction of virus compared to the virus control

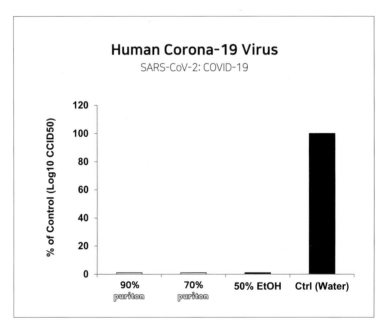

*The log reduction value (LRV) of the compound compared to the negative (water) control

요약

Summary

❶ **Puriton 90% 와 70% 용액에 코로나-19 바이러스, SARS-CoV-2 Virus(COVID-19)를 1시간 동안 Incubation 한 결과 모두에서 코로나 -19 바이러스를 죽이는 효과가 있음.**

❷ 살 바이러스 (Virucidal) 효과는 50% Ethanol과 유사함.

❸ 살 바이러스 (Virucidal) test에 사용된 코로나-19 바이러스는 현재 Coronavirus disease (COVID-19)를 일으키는 신종 Corona-19 virus, SARS-CoV-2 Virus 임.

❹ 실험 결과에 기초하면 Puriton은 Nasal spray, Mouth wash, ethanol을 대신하는 hand sanitizer 등으로 사용하여 Corona virus 감염을 줄이거나 예방할 수 있다.

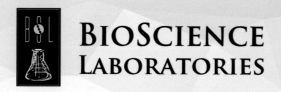

Puriton HIV-1 Virucidal Efficacy Test

AIDS Virus :
Human Immunodeficiency Virus (HIV-1)

AIDS 바이러스(HIV),
살바이러스 효과 실험

Aug. 2021

STUDY NUMBER: 2104279-402

TITLE: A NON-GLP EVALUATION OF ONE TST PRODUCT WHEN CHALLENGED WITH HUMAN IMMUNODEFICIENCY VIRUS

SPONSOR: UC IRVINE
101 The City Drive South Building 55-Room 234
Orange, California 92868

TESTING FACILITY: BIOSCIENCE LABORATORIES, LLC.
1755 South 19th Avenue
Bozeman, Montana 59718

STUDY INITIATION DATE: 08/02/2020

STUDY COMPLETION DATE: 08/19/2021

This non-GLP study evaluated the virucidal properties of two concentrations of one test product when challenged with Human Immunodeficiency Virus type 1 (HIV-1) strain Mn. A Virucidal Suspension Test (In-Vitro Time-Kill method) based upon the ASTM E1052-20, *Standard Practice to Assess the Activity of Microbicides against Viruses in Suspension* was used. A positive control (70% Isopropyl Alcohol, IPA) and a negative control (Sterile Water) were tested concurrently. The percent and log_{10} reductions from the initial population of the viral strain was determined following exposure to the test products for 4 hours. Testing was *not* performed in accordance with Good Laboratory Practices, as specified in 21 CFR Part 58.

TEST PRODUCT:

Test Product #1: Puriton
Active Ingredients: Mineral
Lot Number: P-21-020121
Expiration Date: 02-01-2023

Positive Control: 70 % Isopropyl Alcohol
Lot Number: 0523145
Expiration Date: 03/2024
Manufacturer: Medline

Negative Control: Sterile Water
Lot Number: 2012014
Expiration Date: 2022-12-02
Manufacturer: McKesson

CHALLENGE VIRAL STRAIN:

Human Immunodeficiency Virus (HIV-1, strain Mn; ZeptoMetrix #0810027CF)

HOST CELLS PREPARATION:

C8166 (Human T cell leukemia [ECACC #88051601])

RESULTS:

The following table presents the data from the Virus Control infectivity (TCID$_{50}$), the post-exposure infectivity (TCID$_{50}$), and the log$_{10}$ and percent reductions observed following a 4-hour exposure of HIV-1, strain Mn; (ZeptoMetrix #0810027CF) to Test Product #1: Puriton (Lot # P-21-020121) at a 100% and 70% concentration.

TABLE

Test Product #1: Puriton
Virus: Human Immunodeficiency Virus (ZeptoMetrix #: 0810027CF)
Host Cell Line: C8166 (ECACC #: 88051601)
Volume Plated per Well: 1.0 mL

Dilution (-Log₁₀)	Virus Control	Test Product				Neutralization Control			IP	Cytotoxicity Control				Cell Control
		100%	70%	PC	NC	TP-100%	PC	NC		100%	70%	PC	NC	
														0000
-2	NT	0000	0000	0000	++++	++++	++++	++++	NT	0000	0000	0000	0000	
-3	++++	0000	0000	0000	++++	++++	++++	++++	++++	0000	0000	0000	0000	
-4	++++	0000	0000	0000	++++	++++	++++	++++	++++	0000	0000	0000	0000	
-5	++++	0000	0000	0000	++++	++++	++++	++++	++++	NT	NT	NT	NT	N/A
-6	0+++	0000	0000	0000	0+0+	+++0	++++	++++	++++	NT	NT	NT	NT	
-7	0++0	0000	0000	0000	0000	0000	0000	0+00	00+0	NT	NT	NT	NT	
TCID₅₀ (log₁₀)	6.75	≤1.50	≤1.50	≤1.50	6.00	6.25	6.50	6.75	6.75	1.50	1.50	1.50	1.50	
Log₁₀ Reduction	N/A	≥5.25	≥5.25	≥5.25	0.75									
Percent Reduction		>99.99	>99.99	>99.99	17.78				N/A					

+	CPE (cytopathic/cytotoxic effect) present	NC	Negative Control
0	CPE (cytopathic/cytotoxic effect) not detected	VC	Virus Control
NT	Not tested	PC	Positive Control
N/A	Not applicable	IP	Initial Population
CT	Cytotoxicity	TP	Test Product

STUDY CONCLUSIONS:

Under the conditions of this evaluation Test Product #1, Puriton, (Lot #P-21-020121), reduced the infectivity of HIV-1 (ZeptoMetrix #0810027CF) by ≥5.25 log$_{10}$ (>99.99%) following a 4-hour exposure when tested at a 100% and 70% concentration.

Under the conditions of this evaluation the Positive Control, 70% Isopropyl Alcohol (Lot #0523145 Medline), reduced the infectivity of HIV-1 (ZeptoMetrix #0810027CF) by ≥5.25 log$_{10}$ (>99.99%) following a 4-hour exposure.

Under the conditions of this evaluation the Negative Control, Sterile Water (Lot #2012014 McKesson), reduced the infectivity of HIV-1 (ZeptoMetrix #0810027CF) by 0.75 log$_{10}$ 82.22%) following a 4-hour exposure.

ACCEPTANCE:

Study Director: _Kelly Burningham_   08·19·2021
           Kelly Burningham   Date of Study Completion

166

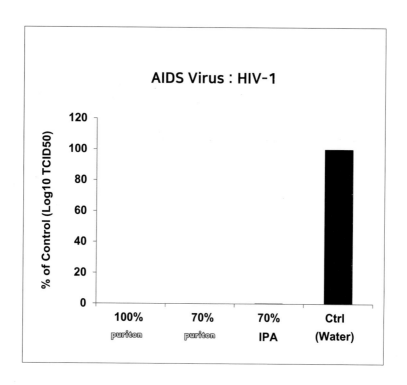

요약

Summary

❶ Puriton 100%와 70% 용액에 AIDS 바이러스, HIV -1을 4시간 동안 Incubation 한 결과 모두에서 99.9 % 이상 AIDS 바이러스, HIV-1를 죽이는 효과가 있음.

❷ 살바이러스(Virucidal) 효과는 양성 대조물질 70% IPA와 유사함.

❸ Puriton은 살바이러스 (Virucidal)효과를 보이는 범위에서 세포 독성이 없음.

❹ 살바이러스(Virucidal) test에 사용된 HIV-바이러스는 후천 성 면역결핍증(AIDS)을 일으키는 원인 Virus임.

❺ 실험 결과에 기초하면 Puriton은 여러 형태의 방법으로 AIDS 바이러스, HIV-1 감염을 예방하는 데 사용할 수 있다.

특허증 제 10 - 2037431호

특허증
CERTIFICATE OF PATENT

특 허   제 10-2037431 호
Patent Number

출원번호   제 10-2018-0152879 호
Application Number

출원일   2018년 11월 30일
Filing Date

등록일   2019년 10월 22일
Registration Date

발명의 명칭 Title of the Invention
미네랄 이온 혼합물을 포함하는 항균용 조성물 및 이를 포함하는 항바이러스제

특허권자 Patentee
(주)카데시인코퍼레이션(110111-*******)
서울특별시 강남구 언주로 201 , 7층 702호(도곡동, 에스케이리더스뷰)

발명자 Inventor
김광호
서울특별시 종로구 새문안로 92, 2021호 (신문로1가, 광화문오피시아)

위의 발명은 「특허법」에 따라 특허등록원부에 등록되었음을 증명합니다.
This is to certify that, in accordance with the Patent Act, a patent for the invention
has been registered at the Korean Intellectual Property Office.

2019년 10월 22일

QR코드로 현재기준
등록사항을 확인하세요

특허청장
COMMISSIONER,
KOREAN INTELLECTUAL PROPERTY OFFICE

박 원주

특허청
Korean Intellectual
Property Office

특허증 제 10 - 2603469호

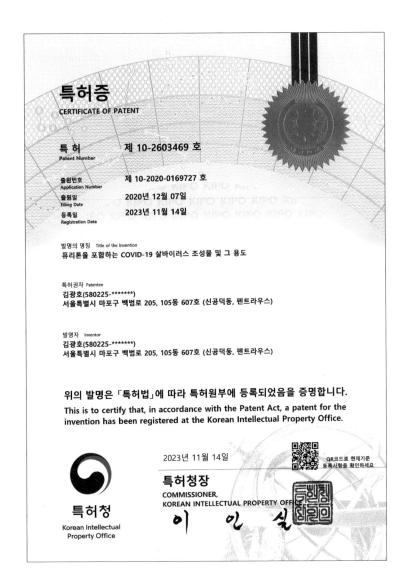

특허증
CERTIFICATE OF PATENT

특 허
Patent Number
제 10-2603469 호

출원번호
Application Number
제 10-2020-0169727 호

출원일
Filing Date
2020년 12월 07일

등록일
Registration Date
2023년 11월 14일

발명의 명칭 Title of the Invention
퓨리톤을 포함하는 COVID-19 살바이러스 조성물 및 그 용도

특허권자 Patentee
김광호(580225-*******)
서울특별시 마포구 백범로 205, 105동 607호 (신공덕동, 펜트라우스)

발명자 Inventor
김광호(580225-*******)
서울특별시 마포구 백범로 205, 105동 607호 (신공덕동, 펜트라우스)

위의 발명은 「특허법」에 따라 특허원부에 등록되었음을 증명합니다.
This is to certify that, in accordance with the Patent Act, a patent for the invention has been registered at the Korean Intellectual Property Office.

2023년 11월 14일

특허청장
COMMISSIONER,
KOREAN INTELLECTUAL PROPERTY OFFICE

이 인 실

QR코드로 현재기준
등록사항을 확인하세요

특허청
Korean Intellectual
Property Office

Puriton Fungal Time Kill Study
검은 털곰팡이증 mucormysosis

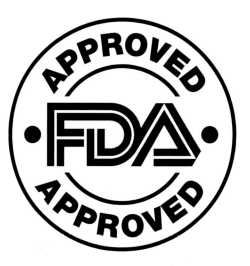

Mucormycetes

Rhizopus species and Mucor species

FDA 인정기관 Adamson Analytical Lab

검은 곰팡이, 항균 효과 실험

Sept. 2021

코로나 환자에 치명적인 '검은 곰팡이'

> ❝ 코로나19 확산으로 극심한 고통을 겪고 있는 인도에서 치명적인 검은 털곰팡이 균이 코로나 환자들 사이에서 **빠르게 퍼지고 있다**. ❞

https://www.bbc.com/korean/international-57058855

검은 털곰팡이증(mucormycosis)이란?

· 털곰팡이증은 '모균증' 혹은 '검은 곰팡이'로도 불리는 매우 드문 감염증이다.

· 대개 토양이나 식물, 거름, 부패한 과일과 채소에서 흔히 발견되는 털곰팡이 균에 노출돼 발생한다.

· 털곰팡이 균은 흙이나 공기 등 어디서나 발견되며 심지어는 건강한 사람들의 코와 점액에서도 발견된다.

· 이는 부비동이나 뇌, 폐에 영향을 미치며 암 환자나 에이즈 환자처럼 심각한 면역손상을 입은 사람들 혹은 당뇨 환자들에게는 생명에 위협이 될 수 있을 만큼 치명적이다.

Puriton's Efficacy to kill the Black Fungus

Mucor circinelloides (ATCC #24905)

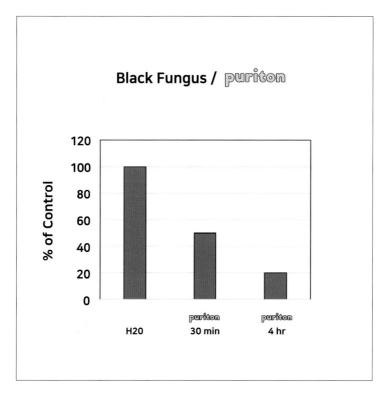

Mucor circinelloides (ATCC #24905)

Time Kill Study(Puriton-2)

Mucor circinelloides (ATCC #24905)

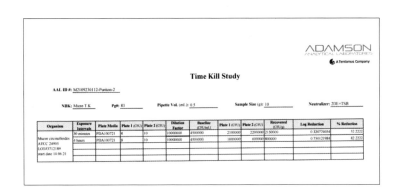

Time Kill Study

AAL ID #: M2109230112-Puriton-2

NBK: Micro T.K   Pg#: 83   Pipette Vol. (mL): 0.5   Sample Size (g): 10   Neutralizer: 2DE+TSB

Organism	Exposure Intervals	Plate Media	Plate 1 (CFU)	Plate 2 (CFU)	Dilution Factor	Baseline (CFU/mL)	Plate 1 (CFU)	Plate 2 (CFU)	Recovered (CFU/g)	Log Reduction	% Reduction
Mucor circinelloides ATCC 24905 LOT#3712189 start date 10.06.21	30 minutes	PDA100721	8	10	10000000	4500000	2100000	2200000	2150000	0.320774054	52.2222
	4 hours	PDA100721	8	10	10000000	4500000	1000000	600000	800000	0.750121984	82.2222

요약

Summary

1 **Puriton 100% 용액에 검은 털곰팡이증** (mucormycosis) **의 원인균 1종을 30분, 4시간 동안 incubation 한 결과 30분에서는 약 50~60% 이상 원인균을 죽이는 효과가 있음.**

2 4시간에서는 약 80~90% 이상 원인균을 죽이는 효과가 있음.

3 실험에 사용된 원인균은 Covid-19 환자에게 치명적인 검은 털곰팡이(mucormycosis)를 일으킨다.

4 실험 결과에 기초하면 Puriton은 여러 사용 방법에 따라 검은 털곰팡이증(mucormycosis) 감염을 예방할 수 있다.

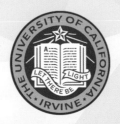

Wound Healing Test

상처 치유 분석실험

EXPERIMENTAL RESULT

Wound Healing Assay

Report Date: 04-17-2018
Company: Kadesh, Inc.
Sample: Puriton (lot# CP-021917)

Jong Hoon Kim, PhD. (College of Veterinary Medicine, Chonbuk Univ.)
Jai Kim, PhD. (Cancer Center, UC Irvine)

1. Experiment plan

Animals

Male Wistar rats weighing 180–220 g were used. The animals were housed for at least 1 week in the laboratory prior to testing. Animals were allowed free access to food and water.

Linear incision wound

Linear incision wounds was made on the rats as described below. The animals were anesthetized with sodium pentobarbital (40 mg/kg, i.p.). The right side of the back of each animal was shaved with an electric clipper and the skin was cleansed using alcohol swabs. And then one linear paravertebral incision 12 mm in length was made with a surgical blade through the full thickness of the skin at 1.5 cm from the midline of the vertebral column. Wounded animals were randomly divided into several groups (n = 4).
Saline, Puriton or Band-Aid Brand First Aid Hurt Free Antiseptic Liquid was applied to the wound area 3-4 times daily for 15 consecutive days from the day of surgery. Test sample was spray applied in the same way, as the control.

2. Experiment Results

CHAO FAMILY COMPREHENSIVE CANCER CENTER
UNIVERSITY of CALIFORNIA, IRVINE

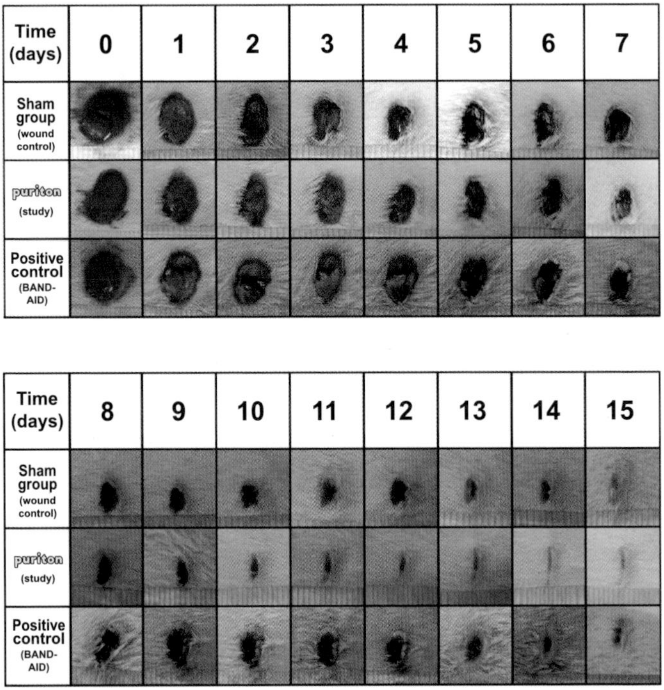

Figure 1

Overhead photographs of an incisional wound for 15 days post - surgery.

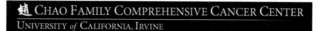

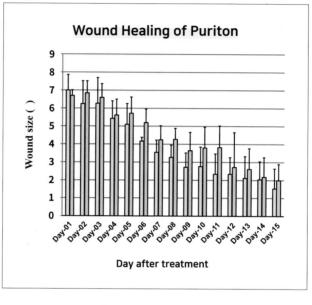

Wound Healing of Puriton

Wound size ( )

Day after treatment

☐ puriton   ■ Band Aid

Figure 2

The changes in the size of the healing wound over 15 days period.

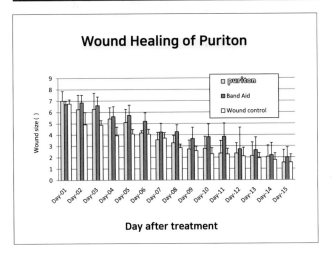

Wound Healing of Puriton

Figure 2. The changes in the size of the healing wound over 15 days period with saline.

3. Summary

1) Puriton has more incision wound healing effect compare to Band-Aid first aid liquid.
2) Puriton has a similar effect with saline. To analysis more accurate wound healing effect, It required 2nd experiment using more animals and/or combination treatment.

===

Jai Kim, PhD.
University of California, Irvine, Cancer Center
101 The City Dr. South. Orange, CA 92868

상처 치유 분석실험

Figure 1

Overhead photographs of an incisional wound for 15days post-surgery

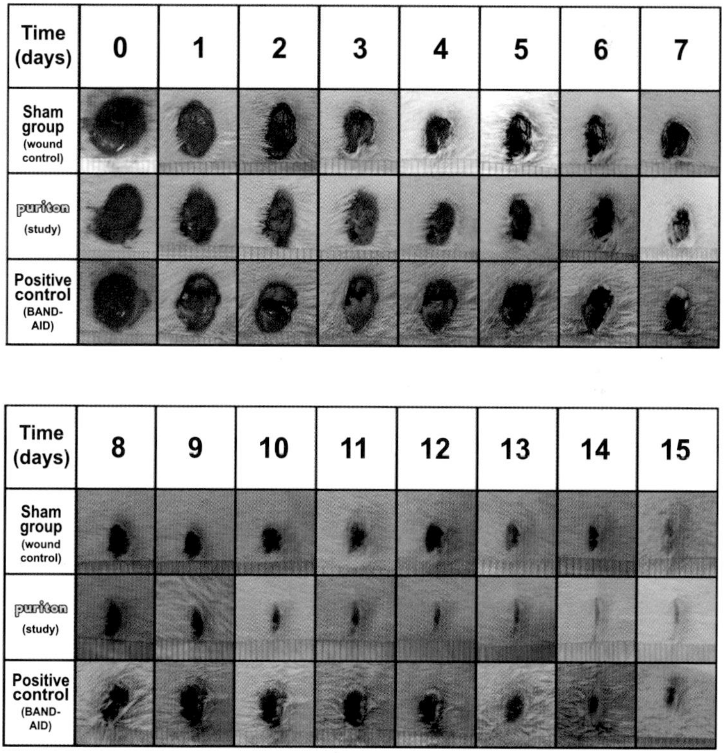

Time (days)	0	1	2	3	4	5	6	7
Sham group (wound control)								
puriton (study)								
Positive control (BAND-AID)								

Time (days)	8	9	10	11	12	13	14	15
Sham group (wound control)								
puriton (study)								
Positive control (BAND-AID)								

요약

Summary

· **미국 시중 상처 치료 연고 BAND-AID보다 Puriton이 더 좋은 효과를 나타냄**

· 생리식염수와 Puriton이 비슷한 효과를 나타냄

특허증

제 10 - 2022671호

특허증
CERTIFICATE OF PATENT

특 허
Patent Number
제 10-2022671 호

출원번호
Application Number
제 10-2018-0135373 호

출원일
Filing Date
2018년 11월 06일

등록일
Registration Date
2019년 09월 10일

발명의 명칭 Title of the Invention
미네랄 이온 혼합물을 포함하는 피부상처 치유 또는 피부재생용 조성물

특허권자 Patentee
(주)카데시인코퍼레이션(110111-*******)
서울특별시 종로구 새문안로 92 ,2021호(신문로1가,광화문오피시아)

발명자 Inventor
김광호
서울특별시 종로구 새문안로 92, 2021호 (신문로1가, 광화문오피시아)

위의 발명은 「특허법」에 따라 특허등록원부에 등록되었음을 증명합니다.
This is to certify that, in accordance with the Patent Act, a patent for the invention
has been registered at the Korean Intellectual Property Office.

2019년 09월 10일

QR코드로 현재기준
등록사항을 확인하세요

특허청
Korean Intellectual
Property Office

특허청장
COMMISSIONER,
KOREAN INTELLECTUAL PROPERTY OFFICE

박 원주

Alcohol Detox
Efficacy Test

숙취 해소 효과 실험

숙취 해소 효과 실험

Alcohol Detox Effect Test

개요

- **시험제목** : Puriton의 숙취 해소 효능 검증을 위한 시험

- **시험기간** : 2018. 04. 06 - 2018.07.09

- **시험기관** : ScreenForFuture

- **시험기관의 주소** :
  전라남도 나주시 건재로 185 동신대학교 산학협력단
  307-Bgh

- **시험실시자** : 연구원 복소현

- **의뢰기관 :** (주)카데시인코퍼레이션

- **의뢰 기간의 주소 :**
  서울특별시 종로구 신문로1가 광화문 오피시아 20층
  2021호

Puriton

숙취 해소 효과 실험
시험 관련 사항

01. 시험목적 : ICR mouse를 이용한 Puriton의 숙취 해소 효능 검증

02. 시험방법

a) 시험물질 관련 정보

1) 시험물질 관련 정보

물질명	Puriton		
특징	액체		
입수일	2017.11.13	입수량	2L
보관조건	실온보관	유효기간	미정
입수처	(주)카데시인코퍼레이션		

2) 시험계

종		ICR mouse
공급원		Samtako Korea
성별		수컷
동물 수	입수 시	24
	투여 시	24
주령	입수 시	6
	투여 시	7

03. in vivo 시험

(1) 목적 및 개요 : ICR mousa를 이용해 Puriton을 숙취 해소 효능 검증시험방법

(2) 시험방법

1. 시험물질 관련 정보
2. 5일간 순화시킨 후 군분리
3. Puriton 400μL, 800μL를 부검 1시간 전에 경구투여 진행
4. 부검 30분 전에 99.9% Ethyl alcohol을 이용해 50% alcohol로 희석해 경구투여 진행
5. Alcohol 투여 30분이 지난 시간을 0시간으로 하여 0시간, 1시간, 3시간, 5시간, 7시간에 혈액 채취

6. 마지막 혈액 채취 후 liver 채취

04. 분석시험

(2) Acetaldehyde Assay

(Bio Assay Systems, Cat. No EACT -100, -20 ℃ 보관)

1. 96 well plate 준비
2. Standard와 sample을 각 well에 20 μL씩 넣음
3. Working Reagent를 각 well에 80 μL씩 넣음
4. 30분, 실온 incubation
5. 562nm (520~600nm) 흡광도 측정

(2) Acetaldehyde Dehydrogenase Activity Colorimetric Assay (Bio Vision, Cat. No K731-100, -20 ℃ 보관)

1. 96 well plate 준비
2. ALDH Assay Buffer로 희석한 standard, sample 50μL씩 각 well에 넣음
3. Working Reagent를 각 well에 80 μL 씩 넣음
4. RT, 20~60 min, incubation
5. 450nm 흡광도 측정

III. 결과 및 고찰

2. 분석시험

1) Acetaldehyde Assay

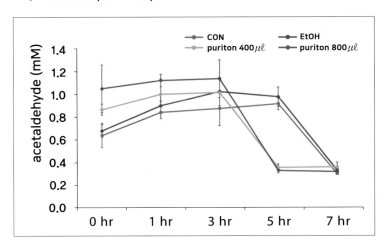

2) Acetaldehyde Dehydrogenase Activity Colorimetric Assay

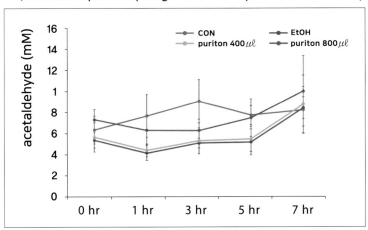

요약

Summary

❶ 본 연구는 Puriton의 숙취 해소 효능 검증이 목표임.

❷ Puriton의 in vivo 실험으로 alcohol 투여 30분이 지난 시간을 0시간으로 하여 0시간, 1시간, 3시간, 5시간, 7시간에 혈액 채취하여 Acetaldehyde Assay와 Aldehyde Dehydrogenase Activity Colorimetric Assay 의 분석실험을 진행하였음.

❸ Puriton은 0시간부터 3시간에서 Acetaldehyde가 증가하고 3시간 이후부터는 ALDH가 증가하며 숙취 원인 물질인 Acetaldehyde를 감소시키는 것을 확인할 수 있음.

참고문헌(숙취 해소 효과 실험)

Yeong-Min Yoo, Eui-Man Jung, Ha-Young Kand, In-Gyu Choi, Kyung-Chui Choi, Eui-Bae Jeung, The sap of Acer okamotoanum decreases serum alcohol levels after acute ethanol ingestion in rats, Int J Mol Med, 2011, 28: 489-495

특허증 제 10 -2037431호

특허증
CERTIFICATE OF PATENT

특 허
Patent Number
제 10-1963614 호

출원번호
Application Number
제 10-2018-0107032 호

출원일
Filing Date
2018년 09월 07일

등록일
Registration Date
2019년 03월 25일

발명의 명칭 Title of the Invention
미네랄 이온 혼합물을 포함하는 알콜분해용 조성물

특허권자 Patentee
(주)카데시인코퍼레이션(110111-*******)
서울특별시 종로구 새문안로 92 ,2021호(신문로1가,광화문오피시아)

발명자 Inventor
김광호
서울특별시 종로구 새문안로 92, 2021호 (신문로1가, 광화문오피시아)

위의 발명은 「특허법」에 따라 특허등록원부에 등록되었음을 증명합니다.
This is to certify that, in accordance with the Patent Act, a patent for the invention
has been registered at the Korean Intellectual Property Office.

2019년 03월 25일

QR코드로 현재기준
등록사항을 확인하세요

특허청장
COMMISSIONER,
KOREAN INTELLECTUAL PROPERTY OFFICE

박 원 주

특허청
Korean Intellectual
Property Office

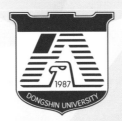

퓨리톤의 안전성 평가

퓨리톤의 안전성 평가

Ⅰ. 개요

- **시험제목** :

  ICR mouse를 이용한 퓨리톤의 안전성 평가
- **시험기간** : 2018.04.13 - 2018-11.28
- **시험기관** : ScreenForFuture
- **시험기관의 주소** :

  전라남도 나주시 건재로 185 동신대학교

  산학협력단 307호
- **시험실시자** : 연구원 김동현
- **동물사육실** : 해인 2관 501호
- **의뢰기관** : (주)카데시인코퍼레이션
- **의뢰기관의 주소** :

  서울특별시 종로구 신문로1가 광화문

  오피시아 20층 2021호

Ⅱ. 시험 관련 사항

1. 시험목적 : ICR mouse에 Puriton을 투여하여 differ-ential cell count, 생화학 분석과 tissue의 조직병리학적 분석함으로써, Puriton의 안전성을 평가하기 위하여 수행함.

2. 시험방법 : 식품의약품안전청고시 제2009-116호 (2009년 8월 24일) '의약품 등의 독성시험 기준'에 준하여 실시하였다.

3. 시험물질 및 부형제

1) 특성

(1) 시험물질

- 명칭: Puriton
- 시험기관 내 코드번호: 2018-SS-001-1
- Batch (로트) 번호: N/A
- 입수량 : 2,380mg (170mg/vial x 14 vial)
- 입수일 : 2011.5.30

- 유효기간(Retest Date): N/A
- 외관 및 성상: Transparent liquid
- 보관조건: 실온, 실험실 선반
- 공급처: (주)카데시인코퍼레이션

(2) 부형제

- 명칭: Distilled water
- 시험기관 내 코드 번호: KAI8008 2B
- 로트번호: H6SCa-201105171
- 입수일: 2011.5.30
- 유효기간(Retest Date): 2011.10.17
- 외관 및 성상: Transparent liquid
- 보관조건: 실온, 실험실 선반
- 조성: 0.9% NaCl
- 공급처: 중외제약

2) 시험물질 준비 및 투여

(1) 시험물질 및 vehicle control의 준비

- 시험물질은 원제 그대로 이용하였다.
- Vehicle Control는 0.9% NaCl distilled water를 이용하였다.

(2) 시험물질의 투여

- 사람에 대한 예정경로인 경구투여를 선택하였다.
- 투여시각은 09:00~15:00로 1일 1회씩 26주간 반복 투여하였다.

3) 시험물질 분석

(1) 시험물질의 안정성 분석

- 안정성 분석은 실시하지 않았다.

(2) 시험물질의 함량, 균질성 분석

- 조제물의 함량, 균질성 분석은 실시하지 않았다.

4.재료 및 방법

1) 시험계

(1)종 및 계통 : 특정병원체부재(SPF) Mouse

(2)공급원 : ㈜샘타코바이오코리아(경기도 오산시 서랑로 105)

(3)시험계의 선택이유 : 본 시험에 사용된 마우스는 설치류 독성시험에 적절한 실험동물로서 풍부한 시험 기초자료가 있으므로 시험 결과의 해석에 이를 이용할 수 있다.

(4)주령 및 체중범위 - 수컷
· 입수 시 주령 및 동물 수: 약 4주령, 20마리
· 투여개시 시 주령 및 동물 수: 약 4주령, 18마리

(5)검역 및 순화 : 동물을 입수 후 시험을 실시하는 동물에서 4일간 순화시키면서 일반 증상을 관찰하여 건강한 동물만을 시험에 사용하였다.

2) 사육환경

(1) 환경조건

본 시험은 온도 23±3 ℃ , 상대습도 55±15%. 환기횟수 10~20 회/hr 조명시간 12시간 및 조도 150~300Lux로 유지되는 사육구역에서 사육되고 시험이 실시되었다.

(2) 사육환경 모니터링

환경검토 결과, 시험에 영향을 미칠 것으로 사료되는 변동은 없었다 .

(3) 사육상자 및 사육밀도

동물은 적량의 깔개를 담은 폴리카보네이트 사육상자에서 순화, 투여기간에 3마리 이하 / 사육상자로 사육되었다.

(4) 사료 및 물

1. 사료의 급여방법 : 순화, 검역 및 투여 기간 동안 자유 섭취시켰다.
2. 물의 급여방법 : 폴리카보네이트 병을 이용하여 상수도수를 자유 섭취시켰다.

3) 투여량 및 시험군의 구성

(1) 투여량 설정

마리당 투여할 수 있는 최고용량인 800㎕를 최대로, 400㎕, 0㎕를 투여하였으며 총량을 보정하기 위해서 생리식염수 0㎕, 400㎕, 800㎕를 추가하여 활용하였다.

군	성별	동물 수	동물번호	퓨리톤 투여량 (㎕/head)	물 투여량 (㎕/head)
G1	M	6	1~6	0	800
G2	M	6	7~12	400	400
G3	M	6	13~18	800	0

(2) 군분리 및 동물식별

동물은 순화 기간에는 적색 유성 매직으로, 투여 및 관찰기간에는 흑색 유성 매직을 이용한 미부표식법을 사용하여 식별하고 사육 상자에는 개체식별카드를 부착한다. 순화 기간 중 건강한 것으로 판정한 동물의 체중을 측정하여 순위화하고, 각 군의 평균체중이 균일하게 분포하도록 '시험군 구성'과 같이 무작위 분배한다.

4) 관찰 및 검사항목

(1) 일반증상관찰

모든 시험군의 동물에 대하여 입수일부터 부검일까지 매일 1회 이상 증상을 관찰하였다.

(2) 체중 및 사료섭취량 측정

일주일에 1회 체중과 사료량을 측정하고 사료량은 매주 동일한 양의 사료를 공급하였다.

(3) 혈액학적 검사

부검 3시간 전에 절식한 후 zoletil 마취하에 심장으로 채혈하였으며 측정항목은 아래와 같으며 HEMAVET 950FS를 이용하였다.

측정항목
ⓐ White blood cell count (WBC)
ⓑ Red blood cell count (RBC)
ⓒ Differential leukocyte count(neutrophils : NEU%, lymphocytes : LYM%, monocytes : Mon%, eosinophils : EOS%, basophils : BAS%)

(4) 혈액생화학적 검사

부검 3시간 전에 절식한 후 zoletil 마취하에 심장으로 채혈한 후, 채취된 혈액을 실온에서 약 90분정도 방치한 후 3,000rpm으로 약10분간 원심 분리하여 얻은 혈청을 이용하여 아래의 항목을 측정 하였다.

Testing items automatic biochemical analytic device (Toshiba 200FR NEO, Toshiba co., Japan)is used for the blood test.	
ⓐ Aspartate aminotrans ferase(AST)	ⓗ Albumin/globulin ratio(A/G)
ⓑ Alanine aminotransferase(ALT)	ⓘ Total protein(TP)
ⓒ Alkaline phosphatase(ALP)	ⓙ Albumin(ALB)
ⓓ Blood urea nitrogen (BUN)	ⓚ Creatinine phosphokinase (CK)
ⓔ Creatinine (CREA)	ⓛ Triglyceride(TG)
ⓕ Glucose(GLU)	ⓜ Gamma-glutamyltransferase(GGT)
ⓖ Total cholesterol(TCHO)	ⓝ Total bilirubin(TBIL)

(5) 부검

부검대상 동물을 zoletil 마취 후 심장으로 채혈한 후 복대동맥을 절단하여 방혈하는 방법으로 절박도살을 실시하고 모든 장기에 대하여 부검소견을 관찰하고 5대 장기 (심장, 폐, 신장, 비장, 간)에 대한 고정을 실시하였다.

5) 통계학적 방법

얻어진 자료에 대한 통계분석은 다중비교검정법을 실시하였다. 검사항목에 대해 Bartlett법으로 등분산 검정을 실시하여 유의성이 인정되지 않을 경우에는 일원배치분산분석(ANOVA)을 유의수준 α=0.05 혹은 α=0.01로 검정하였다.

Ⅲ. 결과 및 고찰

1.결과

1) 사망률 : 동물의 사망은 관찰되지 않았다.

2) 일반증상 : 일반증상관찰 결과, 시험물질에 따른 일반증상에 대한 이사 소견은 관찰되지 않았다.

3) 체중변화(Figures 1, Tables 1)

(1) Puriton 투여군 체중의 증가는 상대적(미투여군)으로 적음.

(2) 체중과 사료의 변화 결과를 통해서 확인할 수 있는 것은 Puriton 은 사료의 섭취를 낮추어 체중의 증가를 억제하는 것으로 판단된다.

4) 사료섭취량(Figures 2, Table 2)

Puriton 투여군은 상대적(미투여군)으로 사료의 섭취량이 적음.

5) 혈액학적 검사 (Table 3)

혈액학적검사결과, 본 시험에서 관찰된 유의한 혈액학적 항목의 변화는 그 변화정도가 작거나, 용량에 따른 경향이 관찰되지 않거나, 관련 장기의 변화가 관찰되지 않아서 시험물질과 연관성이 없는 것으로 판단된다.

6) 혈액생화학적 검사 (Table 4)

혈액생화학적 검사결과, 본 시험에서 관찰된 유의한 혈액 생화학적 항목의 변화는 용량에 따른 경향이 관찰되지 않거나, 관련 장기의 변화가 관찰되지 않아서 시험물질과 연관성이 없는 것으로 판단된다.

7) 부검소견

부검 결과, 시험군간 차이가 없었다.

8) 병리조직 검사 (Figure 3)

부검 결과, 시험군간 차이가 없었다.

2.고찰 및 결론

본 시험은 시험물질 Puriton을 ICR mouse에 대한 독성을 조사하기 위하여 매일 26주간 반복 경구투여하여 그 결과를 확인했다. 이를 위해서 사망률 확인, 일반 증상 관찰, 체중측정, 사료 섭취량 측정, 혈액학적 검사 실시, 혈액 생화학적 검사 실시, 부검 소견, 병리학적 소견 등을 실시하였다. 시험 물질 투여에 의한 독성평가를 조사한 결과 시험물질에 의한 변화 혹은 이상 소견은 확인할 수 없었으며, 본 시험에서 관찰된 유위한 혈액학적 항목, 혈액생화학적 항목의 변화, 및 부검 소견과 병리조직학적의 변화는 변화 정도가 작거나, 용량에 따른 경향이 관찰되지 않았기 때문에 독성학적 변화로는 판단되지 않는다.

이상의 결과를 통해서, Puriton을 mouse에 대한 26주 반복 투여에 의한 무독성량은 800μL / head를 상회하는 것으로 사료된다.

퓨리톤의 안전성 평가
요약

Summary

Puriton을 ICR mouse에 군당 수컷 각 6마리에 0, 400, 및 800μL /head의 용량으로 투여하여 독성을 확인한 결과 다음과 같다.

(1) 시험물질 투여에 의한 사망동물이나 일반증상은 관찰되지 않았다.

(2) 체중측정 결과, 시험물질투여군 체중의 증가는 상대적(미투여군)으로 적었으며, 체중과 사료의 변화 결과를 통해서 확인할 수 있는 것은 Puriton은 사료의 섭취를 낮추어 체중의 증가를 억제하는 것으로 나타났다.

(3) 사료의 섭취량 측정결과 Puriton투여군 상대적(미투여군)으로 섭취량이 적었다.

(4) 혈액학적 검사 결과, 모든 투여군에서 시험물질 투여에 의한 변화는 관찰되지 않았다.

(5) 혈액생화학적 검사 결과, 모든 투여군에서 시험물질투여에 의한 이상 소견은 관찰되지 않았다.

(6) 부검 결과, 모두 투여군에서 시험물질 투여에 의한 소견은 관찰되지 않았다.

(7) 병리조직학적 결과, 모든 투여군에서 시험물질 투여에 의한 변화는 관찰되지 않았다.

이상의 결과를 통해서, Puriton을 mouse에 대한 26주 반복투여에 의한 무독성량은 800μL/head를 상회하는 것으로 사료된다.

체중(수컷)

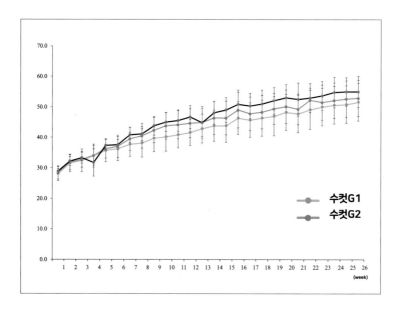

1. Puriton 투여군 체중의 증가는 상대적(미투여군)으로 적음.
2. 체중과 사료의 변화결과를 통해서 확인 할수 있는 것은 Puriton 사료의 섭취를 낮추어 체중의 증가를 억제하는 것으로 판단됨.

사료량(수컷)

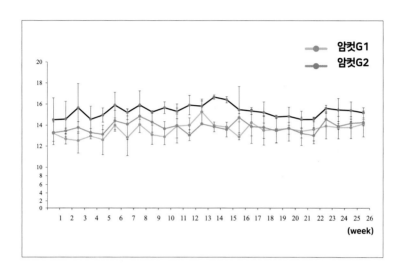

1. Puriton 투여군 상대적(미투여군)으로 사료의 섭취량이 적음.

혈구분석 - 수컷

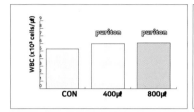
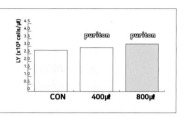
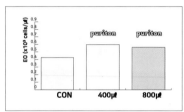
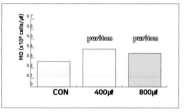
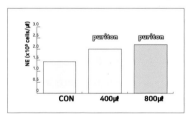

혈구분석(수컷) 분석결과

1. WBC, eosinophil(EO), neutrophil(NE), lymphocyte(LY), monocyte (MO) 모두정상, **즉 혈구세포에는 이상이 없음.**

생화학분석 - 수컷

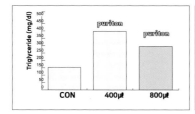

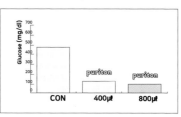

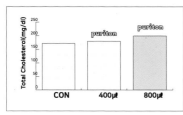

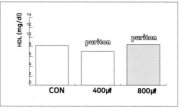

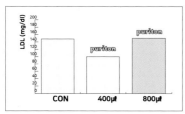

생화학분석(수컷) 분석결과

1. Triglyceride(TG)는 세포기능을 위한 에너지원이나 알코올 대사에 활용되며 Puriton투여군에서 대조군 (con,물투여군)에 비하여 높게 확인되므로 생체활성에 유리하게 작용하는 것으로 판단됨.
2. Glucose는 혈당량이며 Puriton투여군에서 대조군보다 낮으므로 당뇨병

조절 가능함.

3. 고지혈등, 혈행저하 등의 지표는 Total Cholesterol, low density lipoprotein (LDL)로 LDL이 높은경우 문제가 됨. Puriton투여군에서 상대적으로 적으므로, 고지혈증과 혈행개선 가능.

조직병리 - 수컷

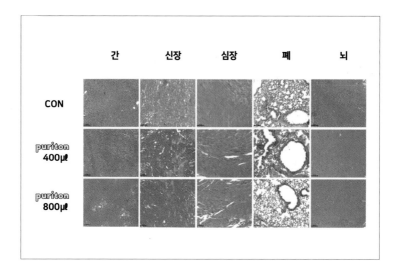

퓨리톤의 안전성 평가

참고문헌

· **식품의약품안전청 (2009)** :
식품의약품안전청고시 제 2009-183호 (2022년 12월
22일) '비임상시험관리기준'

· **식품의약품안전청 (2009)** :
식품의약품안전청고시 제 2009-116호 (2009년 8월
24일) '의약품등의독성시험기준'

· **U.S. Food and Drug Administration (FDA)
Good Laboratory Practice Regulations
(21 CFR Part 58).**

Puriton

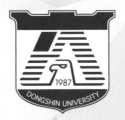

퓨리톤 항균시험

퓨리톤 항균시험 (항균제 감수성 시험-Paper disc method)

01. 의뢰한 Puriton은 액상의 무색무취의 소재로써, 항균 시험을 위해 50ml를 공급 받았음.

02. Puriton의 항균시험의 효력을 가늠하기 위하여, 먼저, 항균제 감수성 시험인 paper disc method를 이용하여, Puriton의 항균 효능을 검토하였음. 시험균주는 자사에서 보유하고 있는 그람양성 음성 미생물 12종에 대하여, 항균 효능을 검토하였음.

03. Paper disc method시험은 먼저, LB 고체배지를 준비하고, 그 위에 $0.2×10^2$(colony forming unit)와 $0.5×10^6$의 균체를 도말한 다음, paper disc(toyo, Japan)를 올려놓는다. Paper disc에 40μL의 소독제를 점적하여, 미생물 배양기에서 37도에서 12시간 배양 후, 균주의 생장 억제환의 크기를 확인한다.

04. 시험결과 : 항균 시험 결과 모든 시험 균주에서 균주 생장 억제환은 관찰되지 않았다.

※ 미생물을 바닥에 깔고 배양 후 Puriton40 마이크로 얹어놓음

NO	균주분류 Gram 염색상 설명	균주분류 Organisms	미생물 억제사항 Susceptibility(40 disc) 항균기능이 없음을 보임
1	-	**알칼리 분변균** Alcaligenes faecalis ATCC1004	X
2	+	**대변장구균** Enterococcus Faecalis ATCC29212	X
3	+	**고초균** Bacillus subtilis ATCC 6633	X
4	+	**포도상구균** Staphylococcus aureus KCTC1928	X
5	+	**마이크로코커스 루테우스(박테리아)** Micrococcus luteus ATC⊙ 341	X
6	+	**치구균** Mycobacterium smegmatis ATCC9341	X
7	-	**살모넬라균** Salmonella typhimurium KCTC1925	X
8	-	**대장균** Escherichia coli KCTC1923	X
9	-	**녹농균** Pseudomonas aeruginosa KCTC	X
10	+	**장내구균** Enterococcus faecium	X
11	+	**엔테로코쿠스 클로아카** Enterococcus cloacae	X
12	-	**협막간균** Klebsiella oxytoca	X
13	-	**폐렴막대균** Klebsiella pneumonia	X

· 퓨리톤의 경우 일반적인 항생제 감수성 시험으로는 결과를 얻을 수 없었으며, 그 이유는 소독제의 구성물질이 항생물질을 포함하지 않는 것으로 보인다.

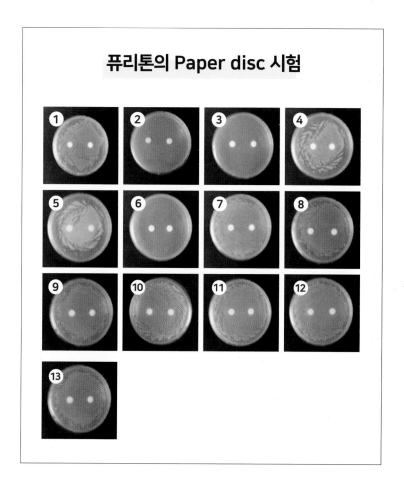

퓨리톤의 Paper disc 시험

퓨리톤 항균시험(미생물 배양시험)

01. 퓨리톤 향균시험은 paper disc method로는 가시적인 결과를 얻을 수 없었음. (원인: 항생제가 없기 때문)

02. 따라서, 미생물과 퓨리톤을 액상에서 배양하며, 사멸효능을 관찰하기로 하였음. 미생물의 균체수는 생균계수가 용이하도록 임의로 적정수를 투입하고 적정시간(3시간 이내)의 조건에서 생균수를 계수하여 소독제의 살균력을 상대평가 하였음. 멸균증류수의 균주 접종한 것을 100%로 하고, 퓨리톤에 균주 접종하고 일정시간 이후 생존한 균을 계수하여, 퓨리톤의 생존 저해율(%)을 구하였음.

03. 먼저 액상에서의 항미생물 시험을 4개 병원성 균주를 대상으로 수행함. 대조군으로는 멸균 증류수에 적량의 균주를 접종하였음. 시험군은 퓨리톤의 동량의 균주를 접종하고, 30, 60, 180분 실온 방치 후 생균 수의 희석법을 이용하여 측정하였음.

NO	Organisms	처리전 CFU/㎖	30min CFU/㎖	60min CFU/㎖	180min CFU/㎖	저해%
1	포도상구균 Staphylococcus aureus KCTC1928	173,400	700	200	200	99.88
2	살모넬라균 Salmonella typhimurium KCTC1925	170,000	0	0	0	100
3	대장균 Escherichia coli KCTC1923	317,200	0	0	0	100
4	녹농균 Pseudomonas aeruginosa	1,147,200	0	0	0	100

· 퓨리톤의 4개균주에 대한 실험

포도상구균 Staphylococcus aureus KCTC1928

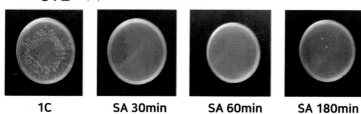

1C   SA 30min   SA 60min   SA 180min

살모넬라균 Salmonella typhimurium KCTC1925

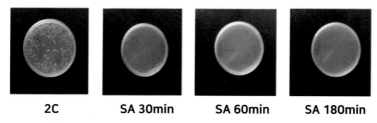

2C   SA 30min   SA 60min   SA 180min

대장균 Escherichia coli KCTC1923

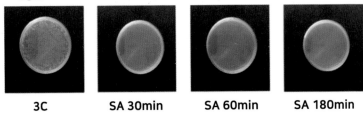

| 3C | SA 30min | SA 60min | SA 180min |

녹농균 Pseudomonas aeruginosa

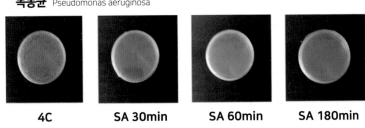

| 4C | SA 30min | SA 60min | SA 180min |

04. 3의 결과를 바탕으로 5개의 병원성 균주에서의 항미생물 효능을 추가로 수행하였음. 기존결과를 보면 퓨리톤의 30분 이내에 모든 균주가 사멸되는 것으로 보아 본 시험에서는 30분 처리 후 생균수를 희석법으로 측정하였음

NO	Organisms	처리전 CFU/㎖	30min CFU/㎖	저해%
1	알칼리 분변균 Alcaligenes faecalis ATCC1004	21,750,000	0	100

2	대변장구균 Enterococcus Faecalis ATCC29212	13,700,000	40,000	97.8
3	고초균 Bacillus subtilis ATCC6633	3,100,000	275,000	91.1
4	마이크로코커스 루테우스(박테리아) Micrococcus luteus ATCC9341	23,650,000	850,000	96.4
5	치구균 Mycobacterium smegmatis ATCC9341	8,400,000	90,000	93.9

05. 본 실험에서 9개 균주에 대하여 퓨리톤의 효력을 확인한 결과, 미생물처리 후 30분 이내에 모든 균주에서 90% 이상의 저해능을 보였다. **시험한 9개 균주에서 상당수의 균주가 100%에 가까운 소독력을 30분 이내에 발휘하는 것으로 판단**되었고, **소독제로서 퓨리톤은 충분히 경쟁력을 가질 수 있을 것으로 사료**된다.

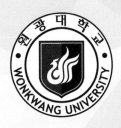

Acute Pancreatitis Test
Wonkwang University

급성 췌장염 효과

원광대 약학대학 약학박사 송경

퓨리톤의 급성췌장염보효효과 최종결과보고서

1. 서론

1-1. 급성 췌장염 (Acute Pancreatitis; AP)

췌장에서 발생하는 염증성 질환으로 발병율은 약 100만 명 중 300명 정도로 췌장에 국한된 가벼운 염증 반응부터 다발성 장기부전에 의한 합병증에 이르는 중증 염증까지 증상이 다양하다. 췌장염의 주원인으로는 음주 또는 담석이 전체 병인의 약 80%를 차지하고 있고, 그 외에 감염, 약물독성, 고칼슘혈증 등이 원인으로 작용하고 있다. 발병 시 사망률은 약 5~10% 정도로 알려져 있으며, 정확한 효과가 입증된 치료 방법은 알려져 있지 않다.

1-2. cerulein(cholecystokinin analogue)을 이용한 급성 췌장염 모델

본 연구에서 사용된 "cerulein으로 유도한 급성 췌장염 모델"은 임상에서 급성 췌장염 환자에게서 나타나는 병리학적 소견 및 췌장염시 과도하게 활성화되는 소화효소의 과발현 등이 가장 유사하게 나타나는 모델이다.

2. 실험 재료 및 방법

2-1. 퓨리톤 (Puriton):

㈜ 카데시인코퍼레이션에서 원액 제공

2-2. 실험방법

본 연구에서 사용된 "cerulein으로 유도한 급성 췌장염 모델"은 임상에서 급성 췌장염 환자에게서 나타나는 병리학적 소견 및 췌장염시 과도하게 활성화되는 소화효소의 과발현 등이 가장 유사하게 나타나는모델이다.

가. 실험동물 : C57BL6, 암컷, 6주령, 그룹당 10마리

나. 동물실험 승인번호 : WKU24-5

다. 퓨리톤 투약 및 급성 췌장염 유발 :

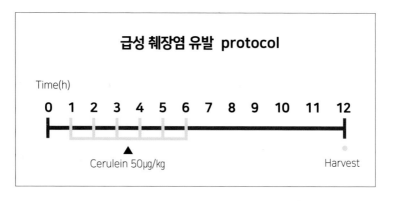

급성 췌장염 유발 protocol

퓨리톤은 매일 일정 시간에 100, 300, 500, 700 ul의 용량으로 7일간 투약한 후 마지막 투약 1시간 뒤 Cerulein(50ug/kg)을 한 시간에 한 번씩 총 여섯 번 복강 주사하여 급성 췌장염을 유발 하였다. Cerulein을 마지막으로 주사한 후 6시간 후에 마우스를 희생시켜 췌장 및 기타 장기와 혈청을 분리하여 분석하였다.

라. 혈청 소화 효소 측정

급성 췌장염 시, 과발생하는 소화효소를 측정한다. Biovision (USA)사에서 Lipase assay kit를 구매하여, 공급자의 제안된 방법으로 소화효소 측정한다.

마. 조직학적 검사

Hematoxylin-eosin으로 염색하고 병리학자에 의해 판독하였다. (Blind test). 손상의 정도는 췌장 선방세포 사멸, 췌간질 부종, 염증세포 침윤 등으로 판정한다.

바. RNA 추출 및 실시간 정량적 역전사 중합 효소 연쇄반응 (Real time RT-PCR)

췌장을 적출한 후, easy-BLUE™ Total RNA Extraction Kit (Intron Biotechnology, Inc., Seongnam, Korea) 1ml에 넣어서 homogenizer로 분쇄한 후 200 μl의 chloroform용액을 가하고 잘 섞어준 뒤 15,000 rpm에서 20분간 원심 분리하여 상층액을 취했다. 수거된 상층액과 2-propanol과 동일 비율로 섞은 뒤 15,000 rpm에서 10분간 원심분리하여 상층액은 버리고 침전물을 80% ethanol로 씻고 건조했다.

그리고 침전물에 DEPC를 100 μl씩 넣어 RNA를 용해시키고 정량하였다. 추출한 RNA는 ReverTra Ace™ qPCR RT Kit (TOYOBO, Tokyo, Japan)를 이용하여 cDNA를 합성하였고, SYBR Green Master Mix를 사용하여 Realtime reverse transcription polymerase chain reaction (RT-PCR) (Bio-rad, Hercules, CA, USA)를 수행하였다. PCR 조건은 95℃에서 pre-denaturation 10분, 95℃에서 denaturation 15초, 60.1℃에서 annealing 1분으로 설정하였고 이를 총 60번 반복하였다. GAPDH를 동시에 측정하여 RNA양을 보정하였다. 각 Primer의 염기서열은 Table 1에 나타내었다.

Table 1. Primer sequence of SYBR Green Real-time PCR

NO	Name	Sequence
1	GAPDH	F 5′ TGT GTC CGT CGT GGA TCT GA 3′ R 5′ TTG CTG TTG AAG TCG CAG GAG 3′
2	IL-1β	F 5′ CCT CGT GCT GTC GGA CCC AT 3′ R 5′ CAG GCT TGT GCT CTG CTT GTG A 3′
3	IL-6	F 5′ AGT CAC AGA AGG AGT GGC TAA 3′ R 5′ CAC TAG GTT TGC CGA GTA GA 3′
4	TNF-α	F 5′ AAC TAG TGG TGC CAG CCG AT 3′ R 5′ CTT CAC AGA GCA ATG ACT CC 3′

사. 통계처리

모든 실험 결과는 3회 이상 실시하여 그 평균값을 기초로 Mean ± standard error of mean (S.E.M.)로 나타내었다. 실험 결과에 대한 통계처리는 SPSS 분석프로그램 (v22.0)의 one way ANOVA에 준하였고, Duncan method로 사후검증을 하였다. P-value가 0.05미만일 경우 유의한 것으로 판정하였다.

3. 실험결과

3-1. 퓨리톤(Puriton)이 췌장 조직에 미치는 효과

급성 췌장염으로 인한 췌장 조직의 손상과 염증 정도를 관찰하기 위해 췌장 조직을 이용하여 H&E 염색법을 시행하였다. 그 결과, 정상그룹에서는 전형적인 췌장의 조직 구조를 관찰할 수 있었지만, 급성 췌장염을 유발한 그룹의 췌장 조직에서는 염증성 세포의 침윤 및 부종으로 인해 조직 사이의 간격이 증가함을 관찰할 수 있었다. 하지만 **퓨리톤을 투여한 그룹에서는 농도 의존적으로 염증성 세포의 침윤과 조직의 부종이 감소함**을 확인할 수 있었다.

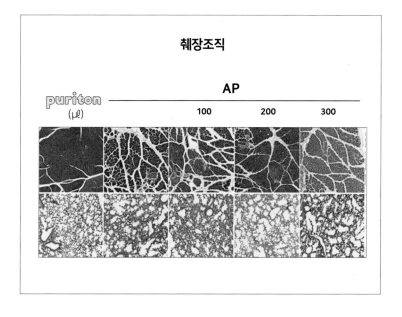

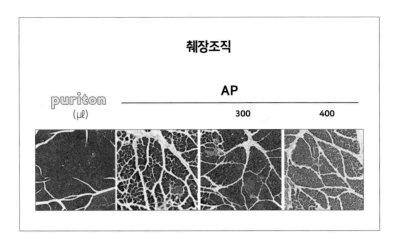

췌장조직

AP

puriton (㎕)   300   400

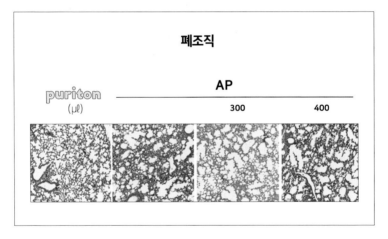

폐조직

AP

puriton (㎕)   300   400

정상 그룹에서는 폐의 전형적인 조직 구조를 나타내었지만, cerulein를 투여한 급성 췌장염 그룹에서는 조직 사이의 염증성 세포들의 침윤과 출혈이 증가됨을 확인할 수 있었다. 그러나 퓨리톤을 투여한 그룹에서는 염증성 세포의 침윤과 출혈이 감소함을 확인할 수 있었다.

3-2. 퓨리톤(Puriton)이 소화효소 활성에 미치는 효과

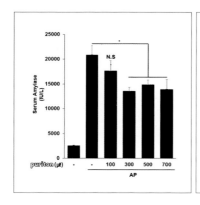
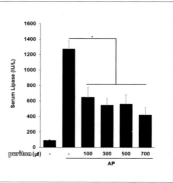

급성 췌장염의 증후인 췌장 소화효소 과분비는 급성 췌장염의 진단 및 염증의 중증도를 확인할 수 있는 지표로서 실제 임상에서도 흔히 확인하는 생화학적 수치이다. 생쥐의 혈청에서 췌장 소화효소인 Amylase와 Lipase 수치를 측정한 결과 정상 그룹에 비해서 급성 췌장염을 유발한 그룹에서 두 가지 수치 모두 증가함을 확인할 수 있었다. 하지만 **퓨리톤을 투여한 그룹에서는 혈청 Amylase 수치는 100ul 투여군에서는 유의성이 확인되지 않았으나 300ul이상에서는 모두 유의성있게 감소 하는 결과를 보였다. 또한 Lipase 수치는 모든 농도에서 유의성있는 감소를 보였고 농도의존적으로 감소함**을 확인할 수 있었다.

3-3. 염증성 사이토카인 발현에 미치는 효과

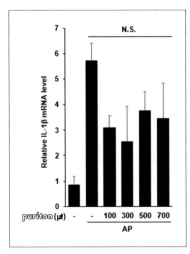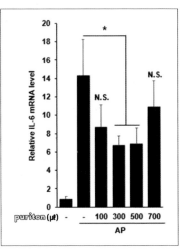

급성 췌장염 유발 시 염증성 사이토카인이 증가되고 이는 염증반응을 일으키는 데 있어 중요한 매개체로 작용한다. 정상 군에 비해 cerulein을 투여한 군에서 염증성 사이토카인인 IL-1β, IL-6, TNF-α가 유의성 있게 증가하였다. 그러나 퓨리턴 300ul, 500ul를 투여한 군에서 IL-6는 유의성 있게 감소하였다. IL-1은 감소하는 현상이 있으나 유의성은 개체차가 있었다.

4. 결과 종합

결과를 종합해 볼 때 퓨리턴은 cerulein으로 유도된 급성 췌장염 동물모델에서 실험한 결과 급성 췌장염에 대한 보호 효과가 있음을 알 수 있었다. 100, 300, 500, 700ul의 용량에서 실험한 결과 모든 농도에서 보호효과가 관찰되었지만 특히 300ul, 500ul에서 보호 효과가 뛰어났으며, 300ul 용량 투여 군에서 조직학적, 생화학적, 병리적으로 가장 탁월한 보호효과가 관찰되었다. 염증성 사이토카인 중 IL-6에 탁월한 감소 효과를 보였으며, amylase, lipase 수치에 대해 농도 의존적인 감소효과를 보였다.

퓨리톤 연구진행

PURITON 한방의학 & 일반제품

퓨리톤 학술논문

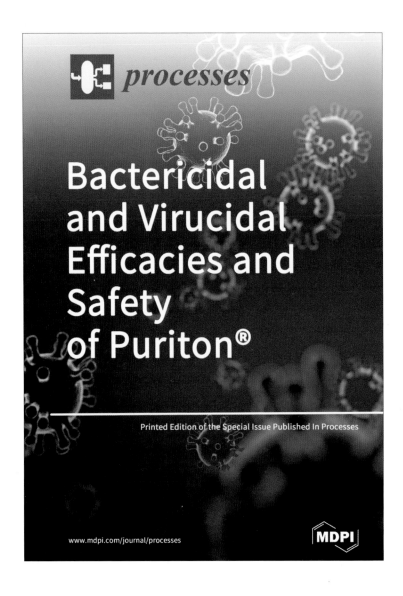

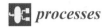 *processes*

Article

Bactericidal and Virucidal Efficacies and Safety of Puriton®

So-Hyeon Bok [1,†], Min-Hee Kim [2,†], Soon-Young Lee [1], Chun-Sik Bae [3], Min-Jae Lee [4], Kwang-Ho Kim [5,*] and Dae-Hun Park [1,*]

[1] College of Korean Medicine, Dongshin University, Naju, Jeonnam 58245, Korea; bok_23@naver.com (S.-H.B.); asy390@naver.com (S.-Y.L.)
[2] Department of Forestry, Chonnam National University, Gwangju 61186, Korea; minhee3947@naver.com
[3] College of Veterinary Medicine, Chonnam National University, Gwangju 61186, Korea; csbae0313@hanmail.net
[4] Department of Veterinary Medicine, Kangwon National University, Gangwon 24341, Korea; mjlee@kangwon.ac.kr
[5] Kadesh, Inc., Garden Grove, CA 92841, USA
*   Correspondence: david3188051@gmail.com (K.-H.K.); dhj1221@hanmail.net (D.-H.P.); Tel.: +1-714-620-8866 (K.-H.K.); +82-10-9930-5494 (D.-H.P.)
†   These authors equally contributed.

Received: 5 October 2020; Accepted: 16 November 2020; Published: 17 November 2020

Abstract: In 2016, infectious microbes were one of the leading causes of death, especially in developing countries. Puriton® is a mineral mixture consisting of biotite, kaolinite, montmorillonite, serpentine, clinochlore, and vermiculite, and evaluated antimicrobial activity in vitro and safety in vivo. Nine pathogens and opportunistic bacteria, namely *Salmonella typhimurium, Escherichia coli, Pseudomonas aeruginosa, Alcaligenes faecalis, Staphylococcus aureus, Enterococcus faecalis, Micrococcus luteus, Mycobacterium smegmatis,* and *Bacillus subtilis,* and the two viruses Zika and Influenza A/Duck/MN/1525/81 were used. A 26-week oral repeated safety study of Puriton® was conducted. Puriton® suppressed the bacterial proliferation, with a minimum proliferative rate of 91.1% in *B. subtilis* ATCC6633. The virucidal efficacy of Puriton® against Zika virus after 4 h and 18 h of contact time was significant in all groups treated with Puriton®. Twenty-six-week repeated oral administration of Puriton® was considered safe based on physiological results, such as behavior and blood cells/chemistry, and histopathological changes in the brain, heart, kidney, liver, and lung. We concluded that Puriton® exerted bactericidal and virucidal efficacies and was safe for 26-week repeated oral administration.

Keywords: Puriton®; mineral mixture; safety; bactericidal; virucidal

1. Introduction

In May 2018, the World Health Organization reported the top 10 causes of death in 2016 [1]. Although there was a difference in economic status between developed countries and developing countries, divided as low-income countries, lower-middle-income countries, upper-middle-income countries and high-income countries, the common death causes worldwide were bacterial infections. There were several deaths causes which were directly originated by microorganisms such as malaria, tuberculosis, and diarrheal diseases. In 2012, 2195 children died every day due to infected diarrhea, more than AIDS, malaria, and measles combined [2].

Bacterial infection results from the pathogenicity of bacteria. *Salmonella typhimurium* [3] and *Escherichia coli* [4] incur foodborne outbreaks, whereas *Pseudomonas aeruginosa* is related to many

Processes **2020**, *8*, 1481; doi:10.3390/pr8111481   www.mdpi.com/journal/processes

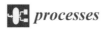

processes

Article

퓨리톤(Puriton)의 살박테리아 및 살 바이러스 효능과 안전성

So-Hyeon Bok [1,†], Min-Hee Kim [2,†], Soon-Young Lee [1], Chun-Sik Bae [3], Min-Jae Lee [4], Kwang-Ho Kim [5,*] and Dae-Hun Park [1,*]

1. 한의학과, 동신대학교, 나주, 전남 58245, 대한민국; bok_23@naver.com (S.-H.B.); asy390@naver.com (S.-Y.L.)
2. 임학과, 전남대학교, 광주 61186, Korea; minhee3947@naver.com
3. 수의학과, 전남대학교, 광주 61186, Korea; csbae0313@hanmail.net
4. 수의학과, 강원국립대학교, 강원 24341, Korea; mjlee@kangwon.ac.kr
5. 카데시인코퍼레이션, 가든 그로브, 캘리포니아 92841 미국; david3188051@gmail.com
† 이 저자들은 동일하게 기여했습니다.

* 연락처: dhj1221@hanmail.net; Tel.: +82-10-9930-5494, david3188051@gmail.com; Tel.: +1-714-620-8866

초록: 2016 년에 감염성 미생물은 특히 개발도상국에서 주요 사망 원인중 하나였다. Puriton 은 흑운모, 카올리나이트, 몬모릴로나이트, 사문석으로 이루어진 미네랄 혼합물로 체외 및 체내 실험을 통해 항균작용을 한다는 것으로 평가되었다. 아홉개의 기회감염 박테리아와 병원균인 살모넬라균, 대장균, 녹농균, 알칼리제니스페칼리스균, 황색포도상구균, 엔테로코쿠스 페칼리스, 미구균, 치구균, 고초균 그리고 지카 바이러스와 조류독감 바이러스 (Influenza A/Duck/MN/1525/81)가 실험에 사용되었다. 26 주간 반복적으로 경구투여 방식으로 Puriton 에 대한 연구를 하였다. 퓨리톤은 최소 91.1%의 증식률로 고초균 ATCC663 증식을 억제했다. Puriton 이 4 시간, 18 시간동안 지카 바이러스와 접촉하였을 때 Puriton 의 살바이러스 효과는 유효했다. 26 주간 반복적으로 Puriton 을 경구투여 했을 때 행동, 혈액세포, 조직병리학적 뇌의 변화, 심장, 신장, 간, 폐 등을 통해 검사한 생리학적 결과를 봤을 때 안전한 것으로 사료되었다. 그럼으로 우리는 퓨리톤이 살균 및 살바이러스 효능이 있고 26 주간 반복적으로 경구투여시 안전하다고 결론 내렸다.

키워드: Puriton, 미네랄 혼합물, 안전성, 살균, 살바이러스

퓨리톤 한방의학

MEB 미네랄 약침

조제품목

MEB-1 (근골격계 통증용)　　2ml / 10ml　통증 유

적응질환	근골격계 염증질환, 통증부위 전용
사용법	경혈 및 아시혈 위치 1포인트당 0.5ml, 포인트 나눠서 0.5ml~2.5ml까지 자입
효능 및 효과	인체 내 염증제거, 각종 바이러스 사멸 및 증식 억제, 병의 원인인 병원성균(대장균, 포도상구균, 녹농균, 살모넬라균, 칸디다균) 및 바이러스 사멸, 독감치료, 인체 내 유익균(락토바실러스 유산균) 성장

조제품목

MEB-2 (근골격계 통증용)　　2ml / 10ml　무통증

적응질환	근골격계 염증질환, 통증부위 전용, 얼굴, 수지, 족지, 말단 통증
사용법	경혈 및 아시혈 위치 1포인트당 1ml, 포인트 나눠서 총 사용량 10ml 이상 사용가능
효능 및 효과	인체 내 염증제거, 각종 바이러스 사멸 및 증식 억제, 병의 원인인 병원성균(대장균, 포도상구균, 녹농균, 살모넬라균, 칸디다균) 및 바이러스 사멸, 독감치료, 인체 내 유익균(락토바실러스 유산균) 성장

조제품목

천추MEB약침

MEB-IM (면역)　　2ml / 10ml　무통증

적응질환	면역기능강화, 비염, 천식, 아토피, 인후염
사용법	경혈용 1포인트당 1ml, 포인트 나눠서 총 사용량 10ml 이상 사용가능
효능 및 효과	면역기능강화, 인체내 유익균(락토바실러스)활성화, 인체내 염증제거 및 해독작용, 통증완화

조제품목

MEB-SC (피부)　　2ml / 10ml　무통증

적응질환	항노화, 항산화, 주름개선 미용목적
사용법	총 6cc를 주름개선부위 한포인트당 0.2~0.5cc씩 자입
효능 및 효과	대표적인 항산화물질인 셀레늄이 강화된 고급미네랄과 금어초, 금화규에서 추출한 식물성 콜라겐 성분이 포함된 약침으로 피부의 주근깨 기미 주름개선 미백효과 탁월

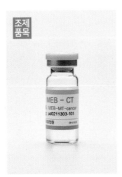

조제품목

MEB-CT (난치 및 암 케어)

천추MEB약침
2ml / 10ml 무통증

적응질환 만성 내과질환 (만성위염, 위장질환, 복부질환, 역류성
식도염, 식체, 급체, 복통, 담적)
각종암 (유방암, 간암, 폐암, 전립선암, 혈액암, 난소암,
대장암, 신장암, 피부암 등)

사용법 경혈용 1포인트당 1ml,
포인트 나눠서 총 사용량 10ml 이상 사용가능

효능 및 효과 위장기능 강화, 소화관 염증치료, 위장운동 촉진

각종암 증식억제, 면역기능강화, 인체 내 유익균(락토
바실러스 유산균)활성화, 인체내 염증제거 및 해독작
용, 통증완화, 고지혈증과 혈행개선 도움

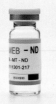

조제품목

MEB-ND (당뇨)

천추MEB약침
2ml / 10ml 무통증

적응질환 대사질환(당뇨병, 고지혈증), 만성염증

사용법 및 (해당비한의원 네트워크 회원전용)

효능 및 효과 해당비한의원 네트워크 관련 문의
덕수한의원 송대욱원장
010-4454-1075

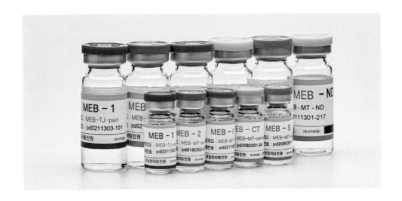

MEB 기타품목

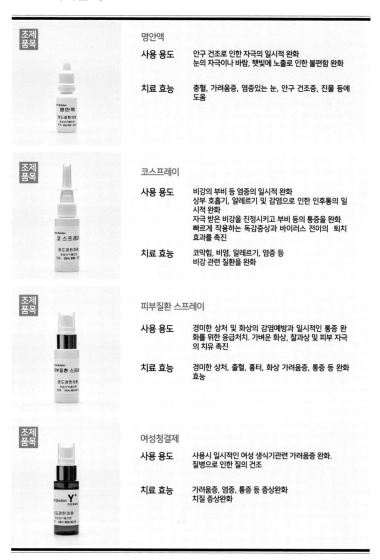

조제품목

명안액

사용 용도 안구 건조로 인한 자극의 일시적 완화
눈의 자극이나 바람, 햇빛에 노출로 인한 불편함 완화

치료 효능 충혈, 가려움증, 염증있는 눈, 안구 건조증, 진물 등에
도움

조제품목

코스프레이

사용 용도 비강의 부비 등 염증의 일시적 완화
상부 호흡기, 알레르기 및 감염으로 인한 인후통의 일
시적 완화
자극 받은 비강을 진정시키고 부비 등의 통증을 완화
빠르게 작용하는 독감증상과 바이러스 전이의 퇴치
효과를 촉진

치료 효능 코막힘, 비염, 알레르기, 염증 등
비강 관련 질환을 완화

조제품목

피부질환 스프레이

사용 용도 경미한 상처 및 화상의 감염예방과 일시적인 통증 완
화를 위한 응급처치. 가벼운 화상, 찰과상 및 피부 자극
의 치유 촉진

치료 효능 경미한 상처, 출혈, 흉터, 화상 가려움증, 통증 등 완화
효능

조제품목

여성청결제

사용 용도 사용시 일시적인 여성 생식기관련 가려움증 완화.
질병으로 인한 질의 건조

치료 효능 가려움증, 염증, 통증 등 증상완화
치질 증상완화

붙이는 패치형 혈당조절제

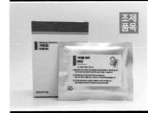

MEB 미네랄 패치 (당뇨약침패치)

적응증   - 고혈당
          - 당뇨병

MEB 미네랄 농축 음용수

미네랄 농축액은 인체에 유익한 각종 의약 효능이 있는 미네랄 성분을 추출한 미네랄로, 인체 흡수력이
뛰어나며 건강에 도움을 주는 건강혼합 제품입니다. 본 제품은 화학물질이 아닌 천연의 광물에서 추출한
각종 병의 치유 및 예방에 필요한 유익한 미네랄 추출물 Puriton Mineral 이 100% 함유되어 있습니다.
피로회복, 항산화 기능, 장기능 등에 도움을 주는 미네랄로서 질병의 예방으로 100세 시대에 건강을
준비하는 남녀노소를 위한 건강 활력소입니다.

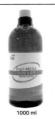

1000 ml

퓨리메가 (puri-MEGA)

자가면역질환, 천식, 비염, 면역저하, 피부질환(알러지) 등으로 사용

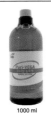

1000 ml

퓨리베가 (puri-VEGA)

내과질환, 수면장애, 과민성대장증후군,
각종암 (갑상선암, 위암, 대장암, 폐암, 난소암, 유방암, 직장암,
간암, 전립선암, 췌장암, 담낭암, 혈액암, 피부암, 신장암, 담도암),
항암부작용 치료용 등으로 사용

퓨리톤 일반제품

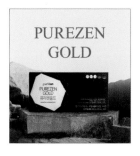

퓨리젠 골드

정상적인 면역기능에 필요 / 정상적인 세포분열에 필요
장내 유익균 증식, 유해균 억제, 배변 활동에 도움을 줄 수 있음

음용방법

1일 2회, 1회 1포(30ml)를 섭취하십시오.
용량 : 30ml x 30포 (900ml)

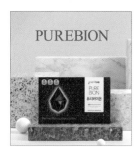

퓨리바이온

퓨리바이온은 인체에 유익한 각종 의약 효능이 있는 미네랄 성분을 추출한 미네랄 워터로써, 인체 흡수력이 뛰어나며 건강에 도움을 주는 건강혼합 제품입니다.

음용방법

1일 2회, 1회 1포(30ml)를 섭취하십시오.
용량 : 30ml x 30포 (900ml)

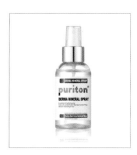

퓨리톤 더마 미네랄 스프레이

오랜 시간 사랑 받고 있는 미네랄 스프레이입니다. 광물 의학 연구자들의 오랜 연구 끝에 개발된 고농축 광물 미네랄 배합으로 지치고 자극받은 피부에 분사 시 미네랄 균형 조율을 통해 피부의 보습, 진정 및 컨디셔닝을 돕습니다. 모공보다 작은 나노 입자가 피부로 빠르게 스며들어 피부 안팎의 균형을 맞추며 세밀하게 케어해줍니 다. 순수 광물 미네랄 성분으로 민감한 피부를 가진 어린아이부터 건성, 지성, 복합성, 노화가 진행되는 피부 관계없이 모든 피부에 사용이 가능합니다.

용량 : 30ml, 59ml, 118ml

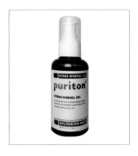

퓨리톤 더마 미네랄 젤

젤 형태의 퓨리톤 미네랄로 피부의 수분이 빠져나가는 것을 방지시키며 순수 미네랄 콜라겐으로 피부를 탄력있고 매끄럽게 만들어주며 유해 성분의 자극 으로부터 피부를 보호합니다. 분사형 미네랄 스프레이보다 바르는 순수 미네 랄을 선호하는 분들께도 강력 추천드립니다. 천연 미네랄 성분으로만 이루어 져 남녀노소 누구나 사용 가능합니다. 더마 미네랄 스프레이 사용 후 젤을 사 용하시면 더욱 좋습니다.

용량 : 118ml

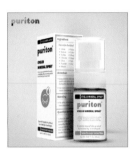

자연 광물 미네랄 워터로 만든
눈꺼풀 미네랄 스프레이

- ✔ 항균·항바이러스
- ✔ 無(합성)화학성분, 無향료, 無색소
- ✔ 미국 FDA 눈 안전성 테스트
- ✔ 오직 자연유래성분 (약으로 쓰는 광물)
- ✔ 미국 캘리포니아에서 제조
- ✔ 상처치유 특허 (퓨리톤의 원료적 특성에 한함)

용량 : 20ml, 30ml

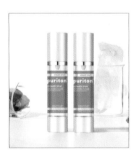

미국 Kadesh Inc. 본사에서 새롭게 출시한
퓨리톤 여성 청결제 스프레이

- ✔ 자극없이 산뜻한 사용감
- ✔ pH 균형 조절
- ✔ 휴대하며 사용 가능!
- ✔ 세정용 청결제과 같은 청결 유지력
- ✔ 화학성분 NO 인공향료 NO
- ✔ 오직 자연 미네랄 성분 YES
- ✔ 안전성 YES
- ✔ 전 연령/ 임산부 사용 가능 YES분비물, 건조함까지!

한의원 & 한방병원
퓨리톤 약침 사용후기

퓨리톤 약침 사용후기

(한의원 & 한방병원)

수원 광동 한의원 　원장 **고기완**

퓨리톤 약침을 사용한 질환들 :

난치성 구안완사 / 근골계 통증질환 / 우슬부 퇴행성 관절통
신경계 질환 / 대상포진

치료중 치료효과 특이사항들

- **매우 만족한다.**
- **난차성 구안와사** : 40세 남자, 8년 가까이 한의원, 대학병원 치료
　　　　　　　　　받음 6개월간 치료 후 80% 호전
- **우슬부 퇴행성 관절통** : 1회 및 2회부터 통증의 50% 호전
　　　　　　　　　　　3회부터 80-90% 호전
- **구안와사** : 64세 남자(2년 전 만성질환 후유증)
　　　　　　2023.3.25. - 2023.4.29.   거의 100% 완치
- **대상포진** : 71세 여자 2023.8.18. - 2023.10.1. 완치,
　　　　　　모든 증상 호전

하늘땅 한의원 　원장 **장동민**

퓨리톤 약침을 사용한 질환들 : 무릎 관절염 / 오십견 / 식체복통
치료중 치료효과 특이사항들 : 퓨리톤 약침에 만족한다.

가로세로 한의원   원장 **여선미**

퓨리톤 약침을 사용한 질환들 · 발목염좌, 엘보우 염증, 요추 통증
· 경추염좌, 족저근막염, 오십견
· 근육통증, 근골격계 부위 통증치료

치료중 치료효과 특이사항들 :

- 효과가 있어서 사용은 하나 특이사항은 안보였다.

코숨 온누리   원장 **유세승**

퓨리톤 약침을 사용한 질환들 : 비염증상, 비강내로 내영향혈과
하비갑개 점막에 시술. 모든 통증증상에 적용, 일체 척추통증, 관절통
등에 해당되는 경혈과 아시혈에 치료

치료중 치료효과 특이사항들 : 약침을 매우 만족한다.
오래 전 비염증상에 적용하여 약침 사용 후 코막힘 증상이 많이 개선
된 사례가 많았다.

율목 한의원   원장 **최선일**

퓨리톤 약침을 사용한 질환들 : 디스크 협착증, 일자목,
오십견 회전근개파열

치료중 치료효과 특이사항들 : 52년생 여성
시술 2회만에 좌 종아리 통증 호전 시작하여 매일 혹은 격일간으로
8일 시술 후 통증 거의 소실됨

예진 한의원　원장 임미숙

퓨리톤 약침을 사용한 질환들 :

- 목, 어깨, 요통, 팔꿈치 등 근골격계 질환의 압통점이나 반응점
- 요추 추간판 탈출증에 협척혈과 주변 근육에 사용
- 습관절 퇴행성 관절염에 독비혈이나 주변 염증부위에 사용

치료중 치료효과 특이사항들 : 무릎 퇴행성 관절염이 중기 정도 된 환자로 갑자기 무릎 외측으로 부종과 통증이 발생하여 퓨리톤 약침 1cc를 2포인트에 자입, 7일 경과 후 내원해서 시술받은 후 부종과 통증이 사라짐, 부종이 있던 부위 부종과 통증이 소실된 것을 확인함

더웰샘 한방병원　원장 남여정

퓨리톤 약침을 사용한 질환들 :

- 교통사고 통증 경항통 요통 : 아시혈 위주로 사용
- 진정신경, 자율신경 이상 : 완골, 격수, 천종
- 턱관절 이상, 이명 : 청궁 청회 TMJ 완골
- 자가면역질환, 암 : 때에 따라 매우 다양함

치료중 치료효과 특이사항들 : 만족함

- 골절 환자에게 골절 부위에 약침 주입했을 때 즉각적인 통증감소 효과
- 루푸스 환자 : 퓨리톤 이뮨으로 발진부위와 어개 주변에 혈맥 주입하여 2개월여만에 증상소실
- 천식환자 : 퓨리톤 이뮨으로 혈맥 주입하여 증상개선
- 전립선암(척추 전이된 보행장애 환자) : 퓨리톤 캔서 1회 10ml 혈맥 약침(다른 치료와 병행)3주만에 PSA수치 정상범위, 단독 보행 가능해짐

수지 소생 한의원   원장 문종모

퓨리톤 약침을 사용한 질환들 : 디스크 협착증, 일자목,

염증성 질환(관절 주위염, 힘줄염, 족저근막염, 두통, 비염)

치료중 치료효과 특이사항들 :

- 만성요통에 4cc를 포인트 당 0.4cc씩 요배부 배수혈에 10회 주입 후 오래된 통증이 호전.
- 족저근막염에 1cc를 포인트 당 0.1-0.2cc씩 3회 시술 후 완치
- 급성 항강증(뒷목 뻣뻣함)증상에 2cc를 포인트 당 0.2cc씩 2회 시술 후 완쾌

신농씨 한의원   원장 안성민

퓨리톤 약침을 사용한 질환들 : 엘보우, 무릎 관절염, 허리 디스크,

항강, 견비통 등에 침, 부항치료 후 약침시술을 함

치료중 치료효과 특이사항들 : 아직까지 없음

참경희 한의원   원장 이선모

퓨리톤 약침을 사용한 질환들 : 주로 근골격계 질환

어깨(오십견 포함), 허리(디스크 포함), 엘보우, 무릎 관절염, 발목 염좌

치료중 치료효과 특이사항들 :

- 거의 부작용은 없었고 약침 맞은 부위를 긁은 환자가 피부 가려움을 호소하였으나 안긁으면서 바로 소실됨
- 근골격계 질환에서 치료효과가 전보다 50% 정도 나아진 듯 함

경희 라라 한의원　원장 조인영

퓨리톤 약침을 사용한 질환들 :

- 목, 어깨, 요통, 팔꿈치 등 근골격계 질환의 압통점이나 반응점
- 좌, 우 목회전이 어려운 환자에게 안면혈
- 양 어깨가 많이 뭉친 환자에게 종아리 아래쪽 자침

치료중　치료효과 특이사항들 :

- 자가 면역질환이 있는 환자에게 퓨리톤 수액을 했을 때 제일 먼저 문제가 되는 부위가 근질근질 하면서 밖으로 발진이 올라왔다고 했다. 하지만 환자가 느끼는 체감상 체력이 좋아지고 자가면역질환으로 인한 시력저하가 있었는데 눈도 좀 편해지고 몸이 가벼워져서 이것이 호전반응으로 이해했다.
- 코로나 후 무기력함이 회복이 안 되던 환자 2회 정도 IV 맞고 많이 회복되었음

광제 한의원　원장 임재홍

퓨리톤 약침을 사용한 질환들 : 여드름, 요통, 엘보

치료중　치료효과 특이사항들 : 여드름에 효과가 뛰어남
먹는거 안가리고 전부 먹으면서 매주 약침 맞으러 오는 환자가 있음

경희 미르애 한의원　원장 김제영

퓨리톤 약침을 사용한 질환들 :
엘보우 압통처 부위, 경추통 압통처 부위, 요통, 협착 압통처 부위

치료중　치료효과 특이사항들 : 보통임

해담 한의원　　원장 **양선임**

퓨리톤 약침을 사용한 질환들 : 엘보우, 관절염, 요추 협착증,
구안와사, 족저근막염, 근막통증 증후군, 두통

치료중 치료효과 특이사항들 :
추후에도 다양한 임상 체험사례가 공유 되었으면 좋겠고 안전하고
효과적인 약침 만들어 주셔서 장기적으로 써보고 매우 만족하는 효과
가 나오면 사례를 모아 공유하도록 할것임

향일당 한의원　　원장 **최진영**

퓨리톤 약침을 사용한 질환들 :
- 관절염(무릎, 어깨, 허리, 엘보우 등등)협착증: 아시혈 위주로 자입
- 족저근막염, 방아쇠 손가락: 아시혈 위주로 자입
- 구안와사, 이명: 풍지, 태양, 기타
- 소화불량, 위염, 역류성 식도염: 배수혈(비수,위수,간수)에 자입

치료중 치료효과 특이사항들 :
- 어깨 지방종: 습식 부황 후 퓨리톤 1cc 자입 후 자침하여 전침치료 병행(2회)
  후 상당히 호전됨
- 손목 결절종: 상기 방법과 동일하게 치료 후 호전됨

에스본 한의원　　원장 **강인혜**

퓨리톤 약침을 사용한 질환들 :
무릎 관절염, 어깨 관절 힘줄염, 손목 힘줄염

치료중 치료효과 특이사항들 : 매우 만족함
알러지가 없고 볼륨을 많이 사용해도 되는 약침이며 약성이 우수
하다고 생각함

청담 한의원   원장 김진아

퓨리톤 약침을 사용한 질환들 : 요추부 염좌, 경추통 회전근계질환,
타박상 발목,팔꿈치 염좌, 디스크 침치료 사혈 추나 치료 병행하여 약침투여

치료중 치료효과 특이사항들 :

- 인대 결합 연부조직 손상에 탁월한 효과
- 회전근개 부분파결: 손상부위 4주 경과부터 퓨리톤 병행치료, 6주 경과 후 선상
  골절부위 사혈과 약침 치료-조직 회복속도 향상

가락 한의원   원장 강기홍

퓨리톤 약침을 사용한 질환들 :
- 근골격계 질환, 코로나 후유증, 견비통

치료중 치료효과 특이사항들 : 만족함
코로나 후유증으로 5~6개월 동안 70세 여성의 얼굴이 우측으로 마비되어
웃으면 찌그러졌는데 퓨리톤 0.5cc를 예풍에 주사하자 얼굴이 좌측으로
확돌아가고 20여초 후에 풀리고 나서 마비되었던 것이 다 풀림
견비통으로 운동하다가 삼각근을 다쳤는데 삼각근 아픈곳에 1cc주사하고
마사지 햇는데 바로 통증이 사라짐
근골격계 질환 : 아픈 질환이 그 자리에서 많이 사라짐

월곶 한방의원   원장 이배석

퓨리톤 약침을 사용한 질환들 : 디스크, 압박골절, 통증
치료중 치료효과 특이사항들 : 만족함
디스크로 인한 요통과 다리저림이 없어짐

정 한의원　　원장 정성윤

퓨리톤 약침을 사용한 질환들 :
데니스 엘보우, 허리염좌, 오십견, 퇴행성 무릎질환

치료중 치료효과 특이사항들 : 매우 만족함

근육통에 아주 효과적이며 약침 부작용에 대한 우려가 적어서 많이 그리고 안심하고 사용 중임

휴안 한의원　　원장 김성범

퓨리톤 약침을 사용한 질환들 :
엘보우, 족저건막염, 각종 퇴행성 관절질환, 오십견, 경추, 요추, 디스크 질환

치료중 치료효과 특이사항들 : 만족함, 각종 염증질환에 효과적임

강찬 한의원　　원장 김재섭

퓨리톤 약침을 사용한 질환들 :

- 견비통, 엘보우, 요통, 염좌

- 내과적 질환

  1. 위장질환(위염, 식체, 역류성 식도염, 과민성 장질환)
  2. 안구 건조증, 안면마비 후유증
  3. 이명과 치아통증
  4. 교감신경 긴장으로 유발된 심신증(불면, 심계항진, 불안 우울증) 응용가능
  5. 피부과

치료중 치료효과 특이사항들 :

- 눈피로, 입마름, 피로감, 이명, 대변이상(빈도 하루 3-4회) :

  호전반응 보임, 지속적으로 치료 후 사례 공유

안강 한의원   원장 지현철

퓨리톤 약침을 사용한 질환들 :
엘보우, 족저근막염, 오십견, 요추 염좌, 관절염

치료중 치료효과 특이사항들 : 만족함
전반적으로 타 약침에 비해 효과적이며 특히 테니스 엘보우 경우 탁월한 효과를 보임.약침 주입량을 늘릴수록 효과가 좋은 것을 경험 하는 경우가 많다.

경희 채움 한의원   원장 김승현

퓨리톤 약침을 사용한 질환들 :
전신적인 통증: 요추, 경추, 융추, 관절통증, 복통

치료중 치료효과 특이사항들 : 만족함, 통증에 대한 반응 좋음

이병철 한의원   원장 이병철

퓨리톤 약침을 사용한 질환들 :
요통(디스크 근육통), 경추통증(디스크 근육통), 오십견, 엘보우, 관절염(수지,족지, 발목, 손목), 안면질환(구안와사,신경증상), 족저근막염, 지간 신경통, 이명, 비염

치료중 치료효과 특이사항들 : 만족함
전체적으로 통증질환에 양호한 효과, 특히 둔부나 살이 깊은곳에 생긴 근육통의 염증을 최대한 깊이 자입하여 치료했을 때 즉각적 좋은 효과를 보임

서창숲 한의원 — 원장 **이문순**

퓨리톤 약침을 사용한 질환들 :

근골격 질환 · 관절염, 요통, 두통 : 근육보다 관절부위에 주로 사용함

치료중 치료효과 특이사항들 : 만족함

급성 엘보우나 관절염에 진통효과가 뛰어남

하늘튼튼 한의원 — 원장 **박성준**

퓨리톤 약침을 사용한 질환들 :

- 디스크 : 협착, 어깨 관절통증(오십견 회전근계질환),
- 무릎 : 압통부위,
- 소화기 질환 : 복부 압통부

치료중 치료효과 특이사항들 : 만족함

소화기 질환에 효과가 뛰어남 (만성소화불량, 설사, 장염, 위경련,위통)
각종 통증질환에 효과적임

감초 한의원 — 원장 **오창영**

퓨리톤 약침을 사용한 질환들 :

요통, 견관절통 등 모든 관절과 근육통에 자입

치료중 치료효과 특이사항들 : 만족함

귀에서 멍하던 증상이 1회 치료 후 소실: 70대 후반 여성 갑자기
체하여 구토, 설사가 있었는데 모든 증상이 호전되어 다음날 정상
생활, 노인분의 피로회복이나 이명 등에도 좋다.

김찬웅 한의원　원장 **김찬웅**

퓨리톤 약침을 사용한 질환들 : 엘보우, 견관절 통증, 족저 근막염

치료중　치료효과 특이사항들 : 만족함
대체적으로 통증조절의 효과가 뛰어남

김종섭 한의원　원장 **김종섭**

퓨리톤 약침을 사용한 질환들 :
습관절염, 엘보우, 오십견, 항강증, 좌골 신경통

치료중 치료효과 특이사항들 : 만족함
두드러기, 가려움증, 그리고 약침 몸살은 없었음

필 한의원　원장 **조필상**

퓨리톤 약침을 사용한 질환들 :
요추 협착증, 근육 염좌, 회전근개근, 요추 기립근, 족관절 염좌

치료중　치료효과 특이사항들 : 만족함
코로나 후유증으로 안면부 피부염과 소양증을 느끼는 환자 70세
여성의 소음인(마른체형)으로 피부과 치료약이나 주사가 전혀
치료가 안됨(약 6개월 이상 여러 피부과 다님)
퓨리톤 이뮨을 안면 관요혈 주위에 자입 5-7회 시술 후 소양증과
피부염이 완쾌됨(100%호전, 현재도 재발없음)

시중 한의원   원장 **김인호**

퓨리톤 약침을 사용한 질환들 :

- 대부분 근골격계 질환
 무릎, 어깨, 허리, 발목, 손목, 팔꿈치 염좌
 손목, 발목, 낭종 등 다양하게 응용중임

치료중 치료효과 특이사항들 : 만족함

8개월된 발등 낭종: 3*3cm - 병원 수술 권유 받았으나 한방치료를 원해서
퓨리톤 베이직 1cc 2~3곳 투여하고 사혈한 후 약침패치 붙혀주면서 9회만
에 완전히 사라짐

도봉 한의원   원장 **김명신**

퓨리톤 약침을 사용한 질환들 :

통증질환, 면역질환, 구안와사, 엘보우

치료중 치료효과 특이사항들 : 만족함

면역력 : 면역약침 효과 및 반응 뛰어남
아직 수치로 나올만큼 황반변성과 타치료를 겸해서 치료 효과가 뛰어남

창세광 한의원   원장 **허지우**

퓨리톤 약침을 사용한 질환들 : 아토피, 디스크 협착, 구안와사

치료중 치료효과 특이사항들 : 만족함

아토피 증상 개선속도가 빠름, 가려움증 개선
근육통 통증개선

서울 정인 한의원   원장 **이선호**

퓨리톤 약침을 사용한 질환들 : 엘보우, 회전근개, 무릎

치료중 치료효과 특이사항들 : 만족함
회전근개에 가장 가장 유효한 반응을 보임

망원동 한의원   원장 **정민아**

퓨리톤 약침을 사용한 질환들 :
주로 말초신경염에 사용(경추 신경성 어깨 통증, 무릎 관절염)

치료중 치료효과 특이사항들 : 보통임
제가 스스로 먹는 퓨리톤을 두달가량 먹어봤는데 피부가 굉장히
좋아졌습니다.
얼굴 피부뿐만 아니라 특히 손의 피부가 엄청 좋아졌어요
주변에서 뭐했냐고 자꾸 물어봅니다.
항암 뿐만 아니라 항노화 작용이 좋은 것 같습니다.(사실 암도 노화
현상 중 하나라 항노화 때문에 항암효과도 있는게 아닌가 생각합니다.)

무기명 한의원

퓨리톤 약침을 사용한 질환들 : 요추 디스크 질환, 오십견, 엘보우

치료중 치료효과 특이사항들 : 만족함
요추 디스크 환자의 경우 진통제 정도의 효과를 보는 경우가 자주있다.

리체 한방병원　　원장 **이혁재**

퓨리톤 약침을 사용한 질환들 : 디스크 질환, 관절염, 근육통

치료중 치료효과 특이사항들 : 만족함

통증치료에 효과가 빠른 것으로 보임

한진 부부 한의원　　원장 **장경식**

퓨리톤 약침을 사용한 질환들 : 제반 통증질환

(척추 협착증, 무릎 관절통, 어깨 관절염, 손목힘줄증)

치료중 치료효과 특이사항들 : 매우 만족함

지산 경희 한의원　　원장 **정택상**

퓨리톤 약침을 사용한 질환들 : 주로 근골격계 질환에 많이 사용

(척추 협착증, 무릎 관절통, 어깨 관절염, 손목힘줄증)

치료중 치료효과 특이사항들 : 만족함

놀랄만한 효과보다는 일반침 치료에다 약침의 효과가 더해져 치료
효과가 상승한나는 느낌

재평 한의원　　원장 **서경림**

퓨리톤 약침을 사용한 질환들 : 상과염, 관절통, 근막염

(척추 협착증, 무릎 관절통, 어깨 관절염, 손목힘줄증)

치료중 치료효과 특이사항들 : 만족함

미소 한의원　　원장 **조덕상**

퓨리톤 약침을 사용한 질환들 : 관절부, 족저근막염, 엘보우

치료중　치료효과 특이사항들 : 매우 만족함

진통효과가 전반적으로 뛰어남

평산 한의원　　원장 **김창화**

퓨리톤 약침을 사용한 질환들 :

각 관절염과 관절통, 오십견, 요통, 아토피, 알러지성 피부염

치료중　치료효과 특이사항들 : 만족함

아토피나 대상포진 등에 사용시 비교적 좋은 치료효과가 있음

사자로 얇게 바늘을 넣고 주입하면서 빼는 방법으로 치료

보우 한의원　　원장 **이효근**

퓨리톤 약침을 사용한 질환들 : 엘보우, 오십견, 석회성건염

치료중　치료효과 특이사항들 : 매우 만족함

통증이 잘 줄어들었음

서울 부부 한의원　　원장 **조영구**

퓨리톤 약침을 사용한 질환들 : 통증질환

치료중　치료효과 특이사항들 : 보통임

치유 본한방 한의원　　원장 **남항우**

퓨리톤 약침을 사용한 질환들 : 엘보우, 관절염, 디스크 등등
치료중 치료효과 특이사항들 : 매우 만족함

차철주 경희 한의원　　원장 **차철주**

퓨리톤 약침을 사용한 질환들 : 엘보우, 관절염, 디스크 통증
염증 해당 부위

치료중 치료효과 특이사항들 : 매우 만족함
추나, 고주파, 침과 병행하여 일정부분 효과를 거두고 있다고 여겨짐

명신 한의원　　원장 **조용식**

퓨리톤 약침을 사용한 질환들 : 근골격계 통증, 신경손상
치료중 치료효과 특이사항들 : 매우 만족함

동서 한의원　　원장 **양예인**

퓨리톤 약침을 사용한 질환들 : 견항통 경추디스크, 슬관절통
치료중 치료효과 특이사항들 : 매우 만족함
견항통 경추디스크 : MPS나 원인 부위에 좋음 1CC 정도 효과 괜찮음
슬관절통 : MPS나 원인 부위에 좋음 1CC 정도 효과 괜찮음

명인 한의원   원장 **장태현**

퓨리톤 약침을 사용한 질환들 : 테니스 엘보우, 무릎 퇴행성 관절염, 디스크

치료중 치료효과 특이사항들 : 보통임

만성적인 테니스 엘보 환자: 봉침으로 수회 치료해도 효과가 미미했으나 림요링으로 자극후에 외상부위 결합조직에 퓨리톤 약침 0.3~0.5cc 주입 후 통증개선 효과가 월등하게 나타남

신농씨 한의원   원장 **성백만**

퓨리톤 약침을 사용한 질환들 : 근육, 인대질환

치료중 치료효과 특이사항들 : 만족함, 엘보우 통증에 효과적임

김포보배 한의원   원장 **황인진**

퓨리톤 약침을 사용한 질환들 : 엘보우, 무릎 관절염, 손목염증

치료중 치료효과 특이사항들 : 매우 만족함

엘보나 국소 염증에는 환자의 만족도가 많이 좋을 것 같다.
무릎관절의 경우 2cc 주입 환자의 호전속도가 기존 약침에 비해 좋다고 하여 현재 5~6회 치료중
55세 여성 양쪽 골프 엘보우: 기존 신경 차단술 12회 시술 후 환부가 검게 변하고 내부 근육이 거의 말랑말랑 해질 정도인 환자에 1주 2회 양쪽에 1cc 주입 약 15회 정도 후 통증 거의 소실 한달에 1회 정도 퓨리톤 약침 시술중

퓨리톤 약침, 패치사용 한의원 & 한방병원

2차 사용한 한의원 & 한방병원

한의원 & 한방병원	원장명	한의원 & 한방병원	원장명
수원 광동한의원	고○완	월곳 한방병원	이배석
하늘땅 한의원	장○민	서창숲 한의원	이○순
가로세로 한의원	여○미	하늘튼튼 한의원	박○준
코숨 온누리	유○승	가락 한의원	강○홍
예진 한의원	임○숙	김찬웅 한의원	김○웅
신농씨 한의원	안○민	김종섭 한의원	김○섭
율목 한의원	최○일	리체 한방병원	이○재
수지 소생한의원	문○모	필 한의원	조○상
더웰샘 한방병원	남○정	시중 한의원	김○호
경희 라라 한의원	조○영	도봉 한의원	김○신
광제 한의원	임○홍	창세광 한의원	허○우
참경희 한의원	이○모	서울 정인 한의원	이○호
해담 한의원	양○임	망원동 한의원	정○아
향일당 한의원	최○영	한진 부부 한의원	장○식
청담 힌의원	김○아	지산 경희 한의원	정○상
강찬 한의원	김○섭	재평 한의원	서○림
에스본 한의원	강○혜	미소 한의원	조○상
정 한의원	정○윤	평산 한의원	김○화
휴안 한의원	김○범	감초 한의원	오○영
경희 미르애 한의원	김○영	치유 본한방 한의원	남○우
안강 한의원	지○철	차철주 경희 한의원	차○주
경희 채움 한의원	김○현	명신 한의원	조○식
이병철 한의원	이○철	서울 부부 한의원	조○구

한의원 & 한방병원	원장명	한의원 & 한방병원	원장명
명인 한의원	장O현	인본원외탕전원	하O훈
신농씨 한의원	성O만	정토한의원	채O철
김포보배 한방병원	황O진	경희서동한의원	이O윤
보우 한의원	이O근	안정한의원	정O철
동서 한의원	양O인	전기용	전O용
고성미	고O미	행복한의원	김O규
한아름한의원	현O오	경희마루한의원	이O규
장권배	장O배	동인당한의원	최O택
최현학	최O학	정복영	정O영
천보당한의원	백O성	방용석 한의원	방O석
보성의료재단	배O룡	자향한방병원	하O준
호미경	호O경	더맑은한의원	조O길
황운기	황O기	창한방병원	김O희
민한의원	민O연	순한의원	김O은
애시앙경희한의원	최O동	김기호한의원	김O호
전창환	전O환	경희애한의원	김O범
범계경희한의원	윤O환	유비홍채	
송건용	송O용	제성한의원	
튼튼마디한의원	장O록	참사랑한의원	
꽃피는 한의원	김O근		

약침사용한 한의원 & 한방병원 리스트

포담 원외탕전원

김종섭한의원
행복한의원
윤지원한의원
리체한방병원
율목한의원
코숨온누리한의원
율치한방병원
휘담메디김포한방병원
김포보배한방병원
경희선한방병원
필한의원
재령한의원
경희해독한의원
인덕한의원
동제한의원
평산한의원
사랑이꽃피는한의원
중화당한의원
솔라온한의원
동양당한의원
경희청정한의원
경희현한의원
효성한의원
방용석한의원
명한의원
약손한의원
가락한의원
중국진한의원
태화당한의원
천보당한의원
망원동한의원
경희맥한의원
대길한의원
김유신한의원
김찬웅한의원
정한의원
연상한의원
덕수한의원
광동한의원

서울정인한의원
박정욱한의원
동우당한의원
시중한의원
미소가득한의원
다남한의원
자강365한의원
부천경희한의원
중양한의원
에스본한의원
이병철한의원
본한의원
군자강한의원
동의한의원
홍한의원
수지소생한의원
우산한방병원
다옴한의원
한아름한의원
해담한의원
효선재한의원
동서한의원
설명한의원
경희채움한의원
선현주한의원
안강한의원
참사랑한의원
하늘튼튼한의원
가오한의원
경희수한의원
남양당한의원
서울한의원
수유늘찬한의원
천년향한의원
청민한의원
차철주경희한의원
이우제한의원
행복한의원
명제한의원

금동한의원
지산경희한의원
한진부부한의원
나음한의원
명인한의원
미사바른선한의원
이든한의원
백수당한의원
일산365한의원
소나무한의원
경희한의원
김동욱한의원
이종각한의원
자양으뜸한의원
김천수한의원
무척신통한의원
최선한의원
동승한의원
경희미르애한의원
바디올한의원
청담한의원
향일당한의원
더웰샘한방병원
우리들한방병원
민한의원
태성한의원
동의보감한의원
진성한방병원
휴안한의원
박정식한의원
제너지한의원
특별한한의원
고경석한의원
마음모아한의원
예진한의원
조암한의원
동인당한의원
미소한의원
솔한방병원

호수한의원
강한의원
송성필한의원
김선욱한의원
시민한의원
백제한의원
사랑손한의원
예감당한의원
새천년경희한의원
삼대한의원
경희미래한의원
유림한의원
휘담메디김포한방병원
고려한의원
대청한의원
동서한의원
이명철한의원
더맑은한의원
안세한의원
연세한의원
조순향한의원
강남한의원
남서울한의원
원광좋은한의원
홍한의원
후박한의원
신흥당한의원
예강한의원
명신한의원
이안한의원
수한의원
우리한의원
청수한방병원
우솔한의원
튼튼한의원
경희미르애한의원
동서한의원
해담한의원
실로암한의원

약침사용한 한의원 & 한방병원 리스트

포담 원외탕전원

창한방병원	왕인조한의원	해나무한의원	장한의원
거북이한의원	풍기한의원	비노한의원	누리한의원
모슬포한의원	신성한의원	세종한의원	신한의원
CS한방병원	치유본한방병원	제원당한의원	설명한의원
자향한방병원	청수한의원	화순한의원	경희한의원
석현365한의원	도담한의원	새경희한의원	중화당한의원
해담한의원	동림당한의원	약선당한의원	유승오한의원
보성한의원	활기찬한의원	약연재한의원	시원한의원
은율한의원	상생한의원	칠곡본한의원	경희동인한의원
자양으뜸한의원	동인당한의원	혜민한의원	약선당한의원
시흥교정재생한의원	우리한의원	명신한의원	미래한의원
경희한의원	건양한의원	화순한의원	부부한의원
실로암한의원	다꽃한의원	삼인당한의원	바론한의원
소리청한의원	경희우리한의원	경희한의원	경희태을한의원
동서한의원	세광한의원	전찬일한의원	신월경희한의원
계양다나음한방병원	용천경희한의원	서문한의원	백신한의원
은평포레스트한방병원	한마음한의원	우리경희한의원	신림장생한의원
정다운한의원	새론한방병원	신내경희한의원	거북이한의원
평강한의원	한마음한의원	약선당한의원	약천한의원
월곶한의원	설명한의원	경희우리한의원	시민한의원
성심한의원	바를정한의원	낙천한의원	서울한의원
제성한의원	인성한의원	밝은경희한의원	약손한의원
배달한의원	라미한의원	대유한의원	행복한의원
더큰한의원	탑한방병원	설명한의원	시원한의원
효재한의원	거북당한의원	태형한의원	성심한의원
김기호한의원	남현한의원	청구경희한의원	동제한의원
김종봉한의원	생동한의원	경희생생한의원	제너지한의원
동덕한의원	조은부부한의원	강대근한의원	설명한의원
부부한의원	청담한의원	보산한의원	강남한의원
소백당한의원	앤한의원	청양한의원	동의보감한의원
경보한의원	경희애한의원	수맥한의원	솔밭한의원
우리경희한의원	창일한의원	정우한의원	성심한의원
동방한의원	김종욱한의원	설명한의원	손앤길한의원
참나무한의원	친절한홍한의원	영재한의원	인수한의원
두정한의원	감초당 장기한의원		

당뇨패치 치료사례

Puriton 당뇨패치 사용전&후 ───

자가평가서

당뇨패치 사용 전 & 후 자가 평가서(약사협)

사용자 성명	양 * 호	전화번호	010-**13-6202	연령	70	성별	여
약 복용 여부	하루 500mg	최초 진단일	1년 경과	진단명			
체격 / 혈압	신장 : 160cm	체중 : 57kg	혈압 : 125/80mmHg				
혈당 기준	공복혈당(아침) 기준치 : 145			체크시간	오전 8시 전/후		

당뇨패치 사용 후 혈당체크

	No	체크일자	혈당공복	식후혈당	기타 특이사항
패치 사용전 & 후 혈당량	1	6/6	130	154	
	2	6/7	120	170	
	3	6/8	125	185	
	4	6/9	125	160	
	5	6/10	135		
	6	6/11		160	
	7	6/12	110		피부 발진으로 사용 중단
	8	6/13			
	9	6/14			
	10	6/15			고지혈증 효과 확인되어 계속 사용을 희망 함.
	11	6/16			
	12	6/17			
	13	6/18			

합 병 증	없음		기타	
비 고	* 6/15일 혈액 검사결과 고지혈증 수치가 낮아졌으며, 패치 사용 후 평소보다 몸 상태가 좋아졌다고 판단하고 있음.			

당뇨패치 사용 전&후 자가 평가서

(본인이 알고 있는 부분에 대해 자세히 기재하여 주세요.)

주관	권도경 한의원	수면부족(숙박업)에 따른 혈당 변화

사용자 성명	권정향	전화번호	010-	연령	66(여)

기존당뇨진단명	☐ 1형 당뇨병(인슐린 의존성 당뇨병)	☑ 2형 당뇨병(인슐린 비의존성 당뇨병)	
최초진단일	2013년도	현재 복용 용량 : (일 회)	
체격 / 혈압	신장: cm 체중: kg, 혈압: / mmHg		
혈당 기준 (최근 기준으로 작성)	공복혈당 기준치(아침기준) (210) 식사후 2시간기준 혈당기준치 : (270)		
	혈당 기준은 약물 복용 기준(현재)으로 작성됩니다. 약 복용하지 않음		

생활패턴 체크	1) 식사요법 또는 운동요법은 잘 지키고 있습니까?
	☐ 잘지키다. ☐ 지키는 편이다. ☐ 잘못하는 편이다. ☐ 안한다.
	2) 혈당체크를 하는 시간은 언제인가요? 규칙적으로 오후 1시 (기상 후 바로)
	☐ 오전8시이전 공복전 ☐ 오전 식사후 ☐ 오후 식사 전후( ) ☐ 생각날때

주의사항	1) 당뇨패치 사용시 운동요법및 식이요법, 약물요법을 병행 하는것을 권장합니다.
	2) 냉장보관 안되며 볕이 없는 상온 보관하세요.(패치 부착시 따끔함이 없으면 효과가 없으니 폐기하십시요)
	3) 혹 속이 메스껍거나 어지러움이 심하거나 다른 몸의 변화가 두드러지는 현상이 발행할 경우 패치를 떼어 주세요

*당뇨패치 사용후 혈당체크(병행)

NO	체크일자	혈당공복	식후혈당	NO	체크일자	혈당공복	식후혈당	기타 특이사항
1	06월 24일	212		17	7월 10일	184		
2	06월 25일	210		18	7월 11일	118		
3	06월 26일	189		19	7월 12일	180		
4	06월 27일	174		20	7월 13일	174		
5	06월 28일	---- 200		21	7월 14일	----	----	
6	06월 29일	194		22	7월 15일	182		
7	06월 30일	184		23	7월 16일	210		
8	07월 01일	162		24	7월 17일	182		
9	07월 02일	170		25	7월 18일	184		
10	07월 03일	181		26	7월 19일	164		
11	07월 04일	194		27	7월 20일	170		
12	07월 05일	182		28	7월 21일	182		
13	07월 06일	164		29	7월 22일	190		
14	07월 07일	체크못함	안불임	30	7월 23일	180		
15	07월 08일	177		31	7월 24일	162		
16	07월 09일			32	7월 25일			

합병증	당뇨병과 관련된 합병증이 있다면 모두 체크하세요
	☐ 당뇨병성 백내장 ☐ 관상동맥질환 ☐ 뇌혈관질환 ☐ 말초혈관질환
	☐ 당뇨병성 신증 ☐ 원인불명의 단백뇨 ☐ 다발성신경증
	☐ 기타 ( )

비고 및 특이사항	1) 전체적으로 210 이 평균이던것에 비해 40~50 정도 떨어짐
	2) 환자 수면 평균시간 4~7시간으로 불충분하고 수면시간도 오전 8시~11시까지 아침에 자는 직업이라 매우 피곤함
	3) 7월11일 118~ 제일 잘 주무신 날이라고 함

당뇨패치 사용 전&후 자가 평가서
(본인이 알고 있는 부분에 대해 자세히 기재하여 주세요.)

주관	권도경 한의원	3주 패치 부착 / 이후 패치 미부착

사용자 성명	박 기 현	전화번호	010-	연령	54(남)

기존당뇨진단명	☐ 1형 당뇨병(인슐린 의존성 당뇨병)	☑ 2형 당뇨병(인슐린 비의존성 당뇨병)
최초진단일	2017년도 3월	현재 복용 용량 : (일 2 회)
체격 / 혈압	신장: cm 체중: kg, 혈압: / mmHg	
혈당 기준 (최근 기준으로 작성)	공복혈당 기준치(아침기준) (300) 식사후 2시간기준 혈당기준치 : (270)	
	혈당 기준은 약물 복용 기준(현재)으로 작성됩니다. 약 복용하지 않음	

생활패턴 체크	1) 식사요법 또는 운동요법은 잘 지키고 있습니까?
	☐ 잘지킨다. ☐ 지키는 편이다. ☑ 잘못하는편이다. ☐ 안한다.
	2) 혈당체크를 하는 시간은 언제인가요? 규칙적으로 오후 1시 (기상 후 바로)
	☑ 오전8시이전 공복전 ☐ 오전 식사후( ) ☐ 오후 식사 전후( ) ☐ 생각날때

주의사항	1) 당뇨패치 사용시 운동요법및 식이요법, 약물요법을 병행 하는것을 권장합니다.
	2) 냉장보관 안되며 볕이 없는 상온 보관하세요.(패치 부착시 따끔함이 없으면 효과가 없으니 폐기하십시오)
	3) 혹 속이 메스껍거나 어지러움이 심하거나 다룩 몸의 변화가 두드러지는 현상이 발행할 경우 패치를 떼어 주세요

당뇨패치 사용후 혈당체크(병행)

NO	체크일자	혈당공복	식후혈당	NO	체크일자	혈당공복	식후혈당	기타 특이사항
1	6월 20일	172		17	7월 10일	158		
2	6월 21일	167		18	7월 11일	143		
3	6월 22일	168		19	7월 12일	147		
4	6월 23일	160		20	7월 13일	145	이후 패치 사용안함	
5	6월 24일	181		21	7월 14일	154		
6	6월 25일	157		22	7월 15일	130		
7	6월 26일	158	회식/야식	23	7월 16일			
8	6월 27일	206		24	7월 17일	143		
9	6월 28일	151		25	7월 18일	139		
10	6월 29일	136	이후3일간 측정 못함	26	7월 19일	164	과식	
11	7월 03일	164		27	7월 20일	135		
12	7월 04일	141		28	7월 21일	146		
13	7월 05일	158		29	7월 22일	138		
14	7월 06일	154		30	7월 23일	151		
15	7월 07일	157		31	7월 24일			
16	7월 08일			32	7월 25일			

(약 또는 인슐린 + 패치) 당뇨패치사용전&후 혈당량

합병증	당뇨병과 관련된 합병증이 있다면 모두 체크하세요
	☐ 당뇨병성 백내장 ☐ 관상동맥질환 ☐ 뇌혈관질환 ☐ 말초혈관질환
	☐ 당뇨병성 신증 ☐ 원인불명의 단백뇨 ☐ 다발성신경증
	☐ 기타( )

비고 및 특이사항	식전 당뇨 200이던 환자가 3주 패치후 130까지 떨어짐 / 이후 패치 안 붙여도 150이하 유지

당뇨패치 사용 전&후 자가 평가서

(본인이 알고 있는 부분에 대해 자세히 기재하여 주세요.)

주관	권도경 한의원	매일 음주 환자 / 당뇨 패치 부착 테스트

사용자 성명	김정중	전화번호	010-	연령	65(남)

기존당뇨진단명	☐ 1형 당뇨병(인슐린 의존성 당뇨병)	☑ 2형 당뇨병(인슐린 비의존성 당뇨병)
최초진단일	2008 년도 2 월	현재 복용 용량 : (일 2 회)
체격 / 혈압	신장: cm 체중: kg, 혈압: / mmHg	

혈당 기준 (최근 기준으로 작성)	공복혈당 기준치(아침기준) (160) 식사후 2시간기준 혈당기준치 : ( )
	혈당 기준은 약물 복용 기준(현재)으로 작성됩니다. 약 복용하지 않음

생활패턴 체크	1) 식사요법 또는 운동요법은 잘 지키고 있습니까?

1) 식사요법 또는 운동요법은 잘 지키고 있습니까?
☐ 잘지키다.   ☐ 지키는 편이다.   ☑ 잘못하는 편이다.   ☐ 안한다.

2) 혈당체크를 하는 시간은 언제인가요?   규칙적으로 오후 1시 (기상 후 바로)
☑ 오전8시이전 공복전   ☐ 오전 식사후 ( )   ☐ 오후 식사 전후( )   ☐ 생각날때

주의사항	1) 당뇨패치 사용시 운동요법및 식이요법, 약물요법을 병행 하는것을 권장합니다.
	2) 냉장보관 안되며 볕이 없는 상온 보관하세요.(패치 부착시 따금함이 없으면 효과가 없으니 폐기하십시오.)
	3) 혹 속이 메스껍거나 어지러움이 심하거나 다록 몸의 변화가 두드러지는 현상이 발행할 경우 패치를 떼어 주세요.

*당뇨패치 사용후 혈당체크(병행)

NO	체크일자	혈당공복	식후혈당	NO	체크일자	혈당공복	식후혈당	기타 특이사항
1	7월 10일	153		17	7월 18일	160		
2	7월 11일	132		18	7월 19일	158		
3	7월 12일	160		19	7월 20일	161		
4	7월 13일	150		20	7월 21일	146		
5	7월 14일	168		21	7월 22일	150		
6	7월 15일	134		22	7월 23일	154		
7	7월 16일	158		23	7월 24일	130		
8	7월 17일	147		24	7월 25일	138		

(약 또는 인슐린 + 패치) 당뇨패치사용전&후 혈당량

합병증	당뇨병과 관련된 합병증이 있다면 모두 체크하세요
	☐ 당뇨병성 백내장 ☐ 관상동맥질환 ☐ 뇌혈관질환 ☐ 말초혈관질환
	☐ 당뇨병성 신증 ☐ 원인불명의 단백뇨 ☐ 다발성신경증
	☐ 기타 ( )

비고 및 특이사항	1) 검사전 당화 혈색소 8.1 ➝ 7월 20일 7.6으로 감소됨
	2)환자 거의 매일 음주 하는 편

치료사례

당뇨(2형)/내원환자 김*장 /여/한의원 내원 환자

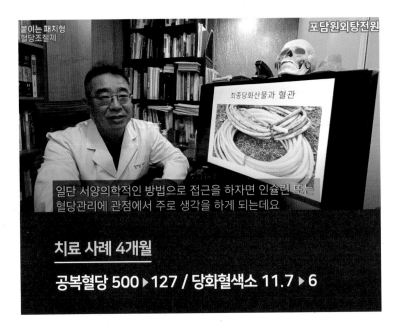

- 23년 7월 24일 공복혈당 500, 당화혈색소 11.7
- 4일 단위로 그래프에 표시
- 치료 방법 : 당뇨패치, 약침, 한약 복용

공복 혈당의 변화표

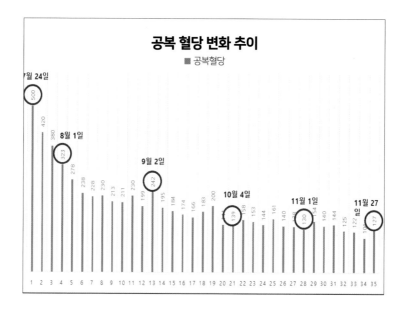

공복 혈당 변화 추이

■ 공복혈당

월별 당화혈색소의 감소

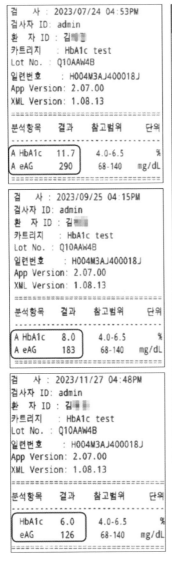

검　　사 : 2023/07/24 04:53PM
검사자 ID: admin
환　자 ID : 김■■
카트리지　: HbA1c test
Lot No. : Q10AAW4B
일련번호　　: H004M3AJ400018J
App Version: 2.07.00
XML Version: 1.08.13

분석항목	결과	참고범위	단위
A HbA1c	11.7	4.0-6.5	%
A eAG	290	68-140	mg/dL

검　　사 : 2023/09/25 04:15PM
검사자 ID: admin
환　자 ID : 김■■
카트리지　: HbA1c test
Lot No. : Q10AAW4B
일련번호　　: H004M3AJ400018J
App Version: 2.07.00
XML Version: 1.08.13

분석항목	결과	참고범위	단위
A HbA1c	8.0	4.0-6.5	%
A eAG	183	68-140	mg/dL

검　　사 : 2023/11/27 04:48PM
검사자 ID: admin
환　자 ID : 김■■
카트리지　: HbA1c test
Lot No. : Q10AAW4B
일련번호　　: H004M3AJ400018J
App Version: 2.07.00
XML Version: 1.08.13

분석항목	결과	참고범위	단위
HbA1c	6.0	4.0-6.5	%
eAG	126	68-140	mg/dL

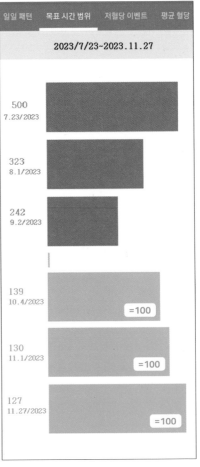

일일 패턴　　목표 시간 범위　　저혈당 이벤트　　평균 혈당

2023/7/23-2023.11.27

500
7.23/2023

323
8.1/2023

242
9.2/2023

139
10.4/2023　=100

130
11.1/2023　=100

127
11.27/2023　=100

당뇨(2형)/식이요법 최*홍 1972/여(53세)/69kg/160cm

당뇨패치 붙이기 전 평균 혈당

테스트 전 1일차
오전 08시 전후

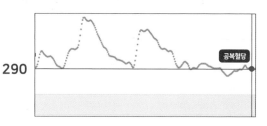

테스트 전 2일차
오전 08시 전후

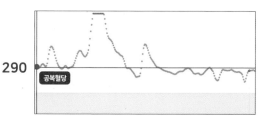

테스트 전 3일차
오전 08시 전후

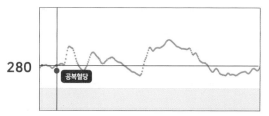

테스트 전 4일차
오전 08시 전후

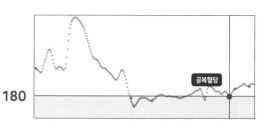

테스트 전 5일차
오전 08시 전후

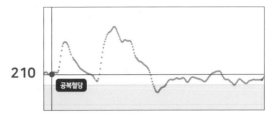

210

테스트 전 6일차
오전 08시 전후

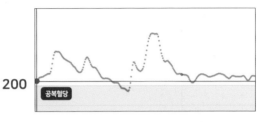

200

테스트 전 7일차
오전 08시 전후

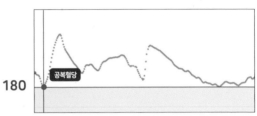

180

테스트 전 8일차
오전 08시 전후

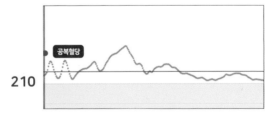

210

테스트 전 9일차
오전 08시 전후

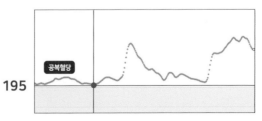

195

당뇨패치 부착 후 평균 혈당

결과

53세 1형 당뇨환자로서 당뇨 패치 부착 전 혈당 280~290 이상의 그래프(3일간 연속 혈당 기기 착용 기준)에서 당뇨 패치 부착 후 혈당 수치 180~210 이내의 혈당으로 지속됨을 확인 하였다. 패치를 부착 후 감소된 혈당의 수치는 지속되었다.

공복혈당의 수치가 낮아 짐에 따라 식후 혈당의 수치도 같이 동반 감소하였다.

puriton

US FDA National Drug Code Directory

US FDA National Drug Code Directory

Proprietary Name	NDC Package Code	Strength	Dosage Form	Route	Appl. No.	Labeler Name	Product NDC	Nonproprietary Name	Substance Name	Product Type Name	Start Marketing Date	End Marketing Date	Market Category	Package Description
MEB Gluco-Vitality Patch	81488-010-30	6 [hp_X]/12[hp_X], 7 [hp_X]/12[hp_X], 7 [hp_X]/12[hp_X], 6 [hp_X]/12[hp_X], 4 [hp_X]/12[hp_X], 12 [hp_X]/12[hp_X], 8 [hp_X]/12[hp_X]	PATCH	TRANSDERMAL		Kadesh Incoporation Co,Ltd	81488-010	MEB Gluco-Vitality Patch	CALCIUM FLUORIDE; IRON; MAGNESIUM SULFATE HEPTAHYDRATE; PHOSPHORUS; SULFUR; VANADIUM; ZINC	HUMAN OTC DRUG	08/01/2023	N/A	UNAPPROVED HOMEOPATHIC	30 [hp_X] in 1 BOX (81488-010-30)
MEB PainGuard Patch	81488-011-30	6 [hp_X]/12[hp_X], 5 [hp_X]/12[hp_X], 7 [hp_X]/12[hp_X], 7 [hp_X]/12[hp_X], 7 [hp_X]/12[hp_X], 5 [hp_X]/12[hp_X], 7 [hp_X]/12[hp_X], 12 [hp_X]/12[hp_X], 5 [hp_X]/12[hp_X], 4 [hp_X]/12[hp_X], 12 [hp_X]/12[hp_X], 8 [hp_X]/12[hp_X]	PATCH	TRANSDERMAL		Kadesh Incoporation Co,Ltd	81488-011	MEB PainGuard Patch	CALCIUM FLUORIDE; CALCIUM SILICATE; FERRIC CHLORIDE HEXAHYDRATE; FERROSOFERRIC PHOSPHATE; KAOLIN; MAGNESIUM CHLORIDE; MANGANESE; SODIUM NITRATE; SULFUR; VANADIUM; ZINC	HUMAN OTC DRUG	08/01/2023	N/A	UNAPPROVED HOMEOPATHIC	30 [hp_X] in 1 BOX (81488-011-30)

Proprietary Name	NDC Package Code	Strength	Dosage Form	Route	Appl. No.	Labeler Name	Product NDC	Nonproprietary Name	Substance Name	Product Type Name	Start Marketing Date	End Marketing Date	Market Category	Package Description
MEB Puri-Mega	81488-012-03	6 [hp_X]/300mL 7 [hp_X]/300mL 7 [hp_X]/300mL 7 [hp_X]/300mL 7 [hp_X]/300mL 6 [hp_X]/300mL 4 [hp_X]/300mL 5 [hp_X]/300mL 4 [hp_X]/300mL 7 [hp_X]/300mL 8 [hp_X]/300mL	LIQUID	ORAL		Kadesh Incoporation Co,Ltd	81488-012	MEB Puri-Mega	CALCIUM FLUORIDE; FERRIC CHLORIDE HEXAHYDRATE; FERROSOFERRIC PHOSPHATE; MAGNESIUM CHLORIDE; MAGNESIUM SULFATE HEPTAHYDRATE; PHOSPHORUS; SILICON DIOXIDE; SODIUM NITRATE; SULFUR; TITANIUM; ZINC	HUMAN OTC DRUG	08/18/2023	N/A	UNAPPROVED HOMEOPATHIC	300 mL in 1 BOTTLE (81488-012-03)
MEB Puri-Mega	81488-012-10	6 [hp_X]/300mL 7 [hp_X]/300mL 7 [hp_X]/300mL 7 [hp_X]/300mL 7 [hp_X]/300mL 6 [hp_X]/300mL 4 [hp_X]/300mL 5 [hp_X]/300mL 4 [hp_X]/300mL 7 [hp_X]/300mL 8 [hp_X]/300mL	LIQUID	ORAL		Kadesh Incoporation Co,Ltd	81488-012	MEB Puri-Mega	CALCIUM FLUORIDE; FERRIC CHLORIDE HEXAHYDRATE; FERROSOFERRIC PHOSPHATE; MAGNESIUM CHLORIDE; MAGNESIUM SULFATE HEPTAHYDRATE; PHOSPHORUS; SILICON DIOXIDE; SODIUM NITRATE; SULFUR; TITANIUM; ZINC	HUMAN OTC DRUG	08/18/2023	N/A	UNAPPROVED HOMEOPATHIC	1000 mL in 1 BOTTLE (81488-012-10)

Proprietary Name	NDC Package Code	Strength	Dosage Form	Route	Appl. No.	Labeler Name	Product NDC	Nonproprietary Name	Substance Name	Product Type Name	Start Marketing Date	End Marketing Date	Market Category	Package Description
MEB Puri-vega	81488-013-03	6 [hp_X]/300mL, 7 [hp_X]/300mL, 7 [hp_X]/300mL, 7 [hp_X]/300mL, 4 [hp_X]/300mL, 5 [hp_X]/300mL, 4 [hp_X]/300mL, 8 [hp_X]/300mL	LIQUID	ORAL		Kadesh Incoporation Co.,Ltd	81488-013	MEB Puri-Vega	CALCIUM FLUORIDE; FERROSOFERRIC PHOSPHATE; MAGNESIUM CHLORIDE; MAGNESIUM SULFATE HEPTAHYDRATE; SILICON DIOXIDE; SODIUM NITRATE; SULFUR ZINC	HUMAN OTC DRUG	08/22/2023	N/A	UNAPPROVED HOMEOPATHIC	300 mL in 1 BOTTLE (81488-013-03)
MEB Puri-vega	81488-013-10	6 [hp_X]/300mL, 7 [hp_X]/300mL, 7 [hp_X]/300mL, 7 [hp_X]/300mL, 4 [hp_X]/300mL, 5 [hp_X]/300mL, 4 [hp_X]/300mL, 8 [hp_X]/300mL	LIQUID	ORAL		Kadesh Incoporation Co.,Ltd	81488-013	MEB Puri-Vega	CALCIUM FLUORIDE; FERROSOFERRIC PHOSPHATE; MAGNESIUM CHLORIDE; MAGNESIUM SULFATE HEPTAHYDRATE; SILICON DIOXIDE; SODIUM NITRATE; SULFUR ZINC	HUMAN OTC DRUG	08/22/2023	N/A	UNAPPROVED HOMEOPATHIC	1000 mL in 1 BOTTLE (81488-013-10)
Mineffect acid indigestion and heartburn relief	81488-008-01	5 [hp_X]/30mL, 5 [hp_X]/30mL, 7 [hp_X]/30mL, 4 [hp_X]/30mL, 6 [hp_X]/30mL, 4 [hp_X]/30mL, 4 [hp_X]/30mL, 8 [hp_X]/30mL	LIQUID	ORAL		Kadesh Incoporation Co.,Ltd	81488-008	Alumina, Calcarea Silicata, Ferrum Metallicum, Ferrum Phosphoricum, Magnesia Muriatica, Natrum Nitricum, Phosphorus, Silicea, Zincum Metallicum	ALUMINUM OXIDE; CALCIUM SILICATE; FERROSOFERRIC PHOSPHATE; IRON; MAGNESIUM CHLORIDE; PHOSPHORUS; SILICON DIOXIDE; SODIUM NITRATE; ZINC	HUMAN OTC DRUG	01/21/2022	N/A	UNAPPROVED HOMEOPATHIC	1 BOTTLE in 1 BOX (81488-008-01) / 30 mL in 1 BOTTLE

Proprietary Name	NDC Package Code	Strength	Dosage Form	Route	Appl. No.	Labeler Name	Product NDC	Nonproprietary Name	Substance Name	Product Type Name	Start Marketing Date	End Marketing Date	Market Category	Package Description
Mineffect cold remedy	81488-009-01	6 [hp_X]/30mL, 7 [hp_X]/30mL, 7 [hp_X]/30mL, 6 [hp_X]/30mL, 4 [hp_X]/30mL, 8 [hp_X]/30mL	LIQUID	ORAL		Kadesh Incoporation Co,.Ltd	81488-009	Calcarea Flourica, Ferrum Metallicum, Ferrum Phosphoricum, Phosphorus, Silicea, Sulphur, Zincum Metallicum	CALCIUM FLUORIDE; FERROSOFERRIC PHOSPHATE; IRON; PHOSPHORUS; SILICON DIOXIDE; SULFUR ZINC	HUMAN OTC DRUG	01/21/2022	N/A	UNAPPROVED HOMEOPATHIC	1 BOTTLE in 1 BOX (81488-009-01) / 30 mL in 1 BOTTLE
Mineffect facial skin protectant and acne treatment solution	81488-003-04	7 [hp_X]/118mL, 5 [hp_X]/118mL, 7 [hp_X]/118mL, 7 [hp_X]/118mL, 6 [hp_X]/118mL, 4 [hp_X]/118mL, 7 [hp_X]/118mL, 8 [hp_X]/118mL	SPRAY	TOPICAL		Kadesh Incoporation Co,.Ltd	81488-003	Alumina, Calcarea Silicata, Ferrum Metallicum, Magnesia Sulphurica, Phosphorus, Sulphur, Titanium Metallicum, Zincum Metallicum	ALUMINUM OXIDE; CALCIUM SILICATE; IRON; MAGNESIUM SULFATE; HEPTAHYDRATE; PHOSPHORUS; SULFUR TITANIUM ZINC	HUMAN OTC DRUG	02/01/2021	N/A	UNAPPROVED HOMEOPATHIC	1 BOTTLE, SPRAY in 1 BOX (81488-003-04) / 118 mL in 1 BOTTLE, SPRAY
Mineffect first aid antiseptic and antibiotic solution	81488-004-02	5 [hp_X]/59mL, 7 [hp_X]/59mL, 6 [hp_X]/59mL, 6 [hp_X]/59mL, 4 [hp_X]/59mL, 4 [hp_X]/59mL, 4 [hp_X]/59mL	SPRAY	TOPICAL		Kadesh Incoporation Co,.Ltd	81488-004	Silicea, Sulphur, Phosphorus, Calcarea Silicata, Natrum Nitricum, Ferrum Muriaticum Kali Silicatum	CALCIUM SILICATE; FERRIC CHLORIDE HEXAHYDRATE; PHOSPHORUS POTASSIUM SILICATE; SILICON DIOXIDE; SODIUM NITRATE; SULFUR	HUMAN OTC DRUG	02/01/2021	N/A	UNAPPROVED HOMEOPATHIC	1 BOTTLE, SPRAY in 1 BOX (81488-004-02) / 59 mL in 1 BOTTLE, SPRAY

Proprietary Name	NDC Package Code	Strength	Dosage Form	Route	Appl. No.	Labeler Name	Product NDC	Nonproprietary Name	Substance Name	Product Type Name	Start Marketing Date	End Marketing Date	Market Category	Package Description
Mineffect hangover relief	81488-007-60	5[hp_X]/59mL, 7[hp_X]/59mL, 7[hp_X]/59mL, 7[hp_X]/59mL, 5[hp_X]/59mL, 6[hp_X]/59mL, 4[hp_X]/59mL, 4[hp_X]/59mL	LIQUID	ORAL		Kadesh Incorporation Co.,Ltd	81488-007	Alumina Silicata, Calcarea Silicata, Silicea, Ferrum Metallicum, Phosphoricum, Ferrum Muriaticum, Sulphur, Phosphorus	CALCIUM SILICATE; FERRIC CHLORIDE HEXAHYDRATE; FERROSOFERRIC PHOSPHATE; IRON; KAOLIN; PHOSPHORUS; SILICON DIOXIDE; SULFUR	HUMAN OTC DRUG	06/01/2021	N/A	UNAPPROVED HOMEOPATHIC	1 BOTTLE in 1 BOX (81488-007-60) / 59 mL in 1 BOTTLE
Mineffect nasal mist	81488-005-30	5[hp_X]/59mL, 7[hp_X]/59mL, 7[hp_X]/59mL, 7[hp_X]/59mL, 6[hp_X]/59mL, 4[hp_X]/59mL, 4[hp_X]/59mL, 4[hp_X]/59mL, 7[hp_X]/59mL	SPRAY	NASAL		Kadesh Incorporation Co.,Ltd	81488-005	Calcarea Silicata, Silicea, Sulphur, Natrum Muriaticum, Ferrum Metallicum, Ferrum Phosphoricum, Phosphorus, Ferrum Muriaticum, Titanium Metallicum	CALCIUM SILICATE; FERRIC CHLORIDE HEXAHYDRATE; FERROSOFERRIC PHOSPHATE; IRON; PHOSPHORUS; SILICON DIOXIDE; SODIUM CHLORIDE; SULFUR; TITANIUM	HUMAN OTC DRUG	02/01/2021	N/A	UNAPPROVED HOMEOPATHIC	1 BOTTLE, SPRAY in 1 BOX (81488-005-30) / 59 mL in 1 BOTTLE, SPRAY
Mineffect skin protectant	81488-002-04	7[hp_X]/118mL, 6[hp_X]/118mL, 7[hp_X]/118mL, 4[hp_X]/118mL, 4[hp_X]/118mL, 7[hp_X]/118mL, 8[hp_X]/118mL	SPRAY	TOPICAL		Kadesh Incorporation Co.,Ltd	81488-002	Alumina, Calcarea Silicata, Magnesia Sulphurica, Silicea, Sulphur, Titanium, Zincum Metallicum	ALUMINUM OXIDE; CALCIUM SILICATE; MAGNESIUM SULFATE HEPTAHYDRATE; SILICON DIOXIDE; SULFUR; TITANIUM ZINC	HUMAN OTC DRUG	02/01/2021	N/A	UNAPPROVED HOMEOPATHIC	1 BOTTLE, SPRAY in 1 BOX (81488-002-04) / 118 mL in 1 BOTTLE, SPRAY

DAILYMED

puriton

FDA Dailymed

Dailymedsms는

2008년 FDA(미국 식품의약국)가 만든 기관이다.

의약품 라벨, 처방정보 최신상태 유지 목적으로 만들어

졌으며, FDA에서 매일 제공 및 업데이트 한다.

미네펙트 안약

MINEFFECT EYE DORPS

미네펙트 아이드롭은 안구 건조증, 충혈된 눈,
염증, 가려움증, 안구 통증과 같은 눈에 관련된
질환 및 증상들을 완화시켜 줍니다.

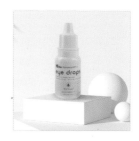

FDA NDC Code : 8148800115

✅ ACTIVATE INGREDIENT

- Alumina Silicata 5X HPUS
- Calcarea Fluorica 6X HPUS
- Ferrum Metallicum 7X HPUS
- Ferrum Phosphoricum 7X HPUS
- Natrum Muriaticum 4X HPUS
- Phosphorus 6X HPUS
- Sulphur 4X HPUS
- Titanium Metallicum 7X HPUS
- Zincum Metallicum 8X HPUS

* The letters HPUS indicate that this ingredients is officially included in the Homeopathic pharmacopoeia of the United States.

✅ INACTIVE INGREDIENTS

- Alumina Silicata
- Calcarea Silicata
- Cerium Oxalicum
- Distilled Water
- Ferrum Muriaticum
- KaliSilicatum
- Magnesia Muriatica
- Magnesia Sulphurica
- Natrum Nitricum

✅ PURPOSE

- Dry Eyes
- Redness
- Redness, Watery Eyes
- Red, Inflamed Eyes
- Itching, Burning, Tears
- Eye Pain
- Itching, Burning, Tears
- Lubricant
- Red, Itching Eyes

✅ INGREDIENTS AND APPEARANCE

MINEFFECT EYE DROPS
alumina silicata, calcarea fluorica, ferrum metallicum, ferrum phosphoricum,
natrum muriaticum, phosphorus, sulphur, titanium metallicum, zincum metallicum
solution/ drops

PRODUCT INFORMATION

Product Type	HUMAN OTC DRUG	Item Code (Source)	NDC:81488-001
Route of Administration	OPHTHALMIC		

ACTIVE INGREDIENT/ACTIVE MOIETY

Ingredient Name	Basis of Strength	Strength
KAOLIN (UNII: 24H4NWX5CO) (KAOLIN - UNII:24H4NWX5CO)	KAOLIN	5 [hp_X] in 15 mL

CALCIUM FLUORIDE (UNII: O3B55K4YKI) (FLUORIDE ION - UNII:Q80VPU4080)	CALCIUM FLUORIDE	6 [hp_X] in 15 mL
IRON (UNII: E1UOL152H7) (IRON - UNII:E1UOL152H7)	IRON	7 [hp_X] in 15 mL
FERROSOFERRIC PHOSPHATE (UNII: 91GQH8I5F7) (FERROSOFERRIC PHOSPHA TE - UNII:91GQH8I5F7)	FERROSOFERRIC PHOSPHATE	7 [hp_X] in 15 mL
SODIUM CHLORIDE (UNII: 451W47IQ8X) (CHLORIDE ION - UNII:Q32ZN48698)	SODIUM CHLORIDE	4 [hp_X] in 15 mL
PHOSPHORUS (UNII: 27YLU75U4W) (PHOSPHORUS - UNII:27YLU75U4W)	PHOSPHORUS	6 [hp_X] in 15 mL
SULFUR (UNII: 70FD1KFU70) (SULFUR - UNII:70FD1KFU70)	SULFUR	4 [hp_X] in 15 mL
TITANIUM (UNII: D1JT611TNE) (TITANIUM - UNII:D1JT611TNE)	TITANIUM	7 [hp_X] in 15 mL
ZINC (UNII: J41CSQ7QDS) (ZINC - UNII:J41CSQ7QDS)	ZINC	8 [hp_X] in 15 mL

INACTIVE INGREDIENTS

Ingredient Name	Strength
CALCIUM SILICATE (UNII: S4255P4G5M)	
CEROUS OXALATE NONAHYDRATE (UNII: 0UV74P3R0J)	
WATER (UNII: 059QF0KO0R)	
FERRIC CHLORIDE HEXAHYDRATE (UNII: 0I2XIN602U)	
POTASSIUM SILICATE (UNII: J86L1GUL6K)	
MAGNESIUM CHLORIDE (UNII: 02F3473H9O)	
MAGNESIUM SULFATE HEPTAHYDRATE (UNII: SK47B8698T)	
SODIUM NITRATE (UNII: 8M4L3H2ZVZ)	

PACKAGING

#	Item Code	Package Description	Marketing Start Date	Marketing End Date
1	NDC:81488-001-15	1 in 1 BOX	02/01/2021	
1		15 mL in 1 BOTTLE, DROPPER; Type 0: Not a Combination Product		

MARKETING INFORMATION

Marketing Category	Application Number or Monograph Citation	Marketing Start Date	Marketing End Date
unapproved homeopathic		02/01/2021	

278

미네펙트 숙취해소제

MINEFFECT HANGOVER RELIEF

미네펙트 숙취해소제는 숙취로 인한 메스꺼움,
갈증, 피로, 두통, 근육통 등을 해소시킵니다.

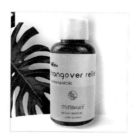

FDA NDC Code : 8148800760

✅ ACTIVATE INGREDIENT

- Alumina Silicata 5X HPUS
- Calcarea Silicata 5X HPUS
- Silicea 4X HPUS
- Ferrum Metallicum 7X HPUS
- Ferrum Phosphoricum 7X HPUS
- Ferrum Muriaticum 7X HPUS
- Sulphur 4X HPUS
- Phosphorus 6X HPUS

* The letters HPUS indicate that this ingredients is officially included in the Homeopathic pharmacopoeia of the United States.

✅ INACTIVE INGREDIENTS

- Distilled Water
- Cerium Oxalicum
- Kali Silicatum
- Magnesia Muriatica
- Magnesia Sulphurica
- NatrumNitricum
- Calcarea Fluorica
- Alumina
- Zincum Metallicum

✅ PURPOSE

- Headache and muscle aches
- Fatigue and weakness
- Excessive thirst
- Nausea and vomiting
- Vomiting
- Headache
- Thirst and poor sleep
- Headache

✅ INGREDIENTS AND APPEARANCE

MINEFFECT HANGOVER RELIEF
alumina silicata, calcarea silicata, silicea, ferrum metallicum, ferrum phosphoricum, ferrum muriaticum, sulphur, phosphorus liquid

PRODUCT INFORMATION			
Product Type	HUMAN OTC DRUG	Item Code (Source)	NDC:81488-007
Route of Administration	ORAL		

ACTIVE INGREDIENT/ACTIVE MOIETY		
Ingredient Name	Basis of Strength	Strength
KAOLIN (UNII: 24H4NWX5CO) (KAOLIN - UNII:24H4NWX5CO)	KAOLIN	5 [hp_X] in 59 mL

CALCIUM SILICATE (UNII: S4255P4G5M) (CALCIUM CA TION - UNII:2M83C4R6ZB)	CALCIUM SILICA TE	5 [hp_X] in 59 mL
SILICON DIOXIDE (UNII: ETJ7Z6XBU4) (SILICON DIOXIDE - UNII:ETJ7Z6XBU4)	SILICON DIOXIDE	4 [hp_X] in 59 mL
IRON (UNII: E1UOL152H7) (IRON - UNII:E1UOL152H7)	IRON	7 [hp_X] in 59 mL
FERROSOFERRIC PHOSPHATE (UNII: 91GQH8I5F7) (FERROSOFERRIC PHOSPHA TE - UNII:91GQH8I5F7)	FERROSOFERRIC PHOSPHA TE	7 [hp_X] in 59 mL
FERRIC CHLORIDE HEXAHYDRATE (UNII: OI2XIN602U) (FERRIC CA TION - UNII:9104LML611)	FERRIC CA TION	7 [hp_X] in 59 mL
SULFUR (UNII: 70FD1KFU70) (SULFUR - UNII:70FD1KFU70)	SULFUR	4 [hp_X] in 59 mL
PHOSPHORUS (UNII: 27YLU75U4W) (PHOSPHORUS - UNII:27YLU75U4W)	PHOSPHORUS	6 [hp_X] in 59 mL

INACTIVE INGREDIENTS

Ingredient Name	Strength
WATER (UNII: 059QF0KO0R)	
CEROUS OXALATE NONAHYDRATE (UNII: 0UV74P3R0J)	
POTASSIUM SILICATE (UNII: J86L1GUL6K)	
MAGNESIUM CHLORIDE (UNII: 02F3473H9O)	
MAGNESIUM SULFATE HEPTAHYDRATE (UNII: SK47B8698T)	
SODIUM NITRATE (UNII: 8M4L3H2ZVZ)	
CALCIUM FLUORIDE (UNII: O3B55K4YKI)	
ALUMINUM OXIDE (UNII: LMI2O6933)	
ZINC (UNII: J41CSQ7QDS)	

PACKAGING

#	Item Code	Package Description	Marketing Start Date	Marketing End Date
1	NDC:81488-007-60	1 in 1 BOX	06/01/2021	
1		59 mL in 1 BOTTLE; Type 0: Not a Combination Product		

MARKETING INFORMATION

Marketing Category	Application Number or Monograph Citation	Marketing Start Date	Marketing End Date
unapproved homeopathic		06/01/2021	

미네펙트 감기완화제

MINEFFECT COLD REMEDY

미네펙트 콜드레메디는 감기로 인한 재채기,
기침, 인후통, 가래 등의 증상을 완화시켜줍니다.

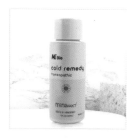

FDA NDC Code : 8148800901

✓ ACTIVATE INGREDIENT

- Calcarea Flourica 6X HPUS
- Ferrum Metallicum 7X HPUS
- Ferrum Phosphoricum 7X HPUS
- Phosphorus 6X HPUS
- Silicea 4X HPUS
- Sulphur 4X HPUS
- Zincum Metallicum 8X HPUS

✓ INACTIVE INGREDIENTS

- Distilled Water
- Alumina
- Alumina Silicata
- Cerium Oxalicum
- Kali Silicatum
- Magnesia Muriatica
- Magnesia Sulphurica
- Natrum Nitricum

✓ PURPOSE

- Throat Pain
- Cough, Sneezing
- Cough, Sore Chest
- Sore Throat
- Cough, Sore Throat
- Sore Throat
- Muscus, Runny Nose

* The letters HPUS indicate that this ingredients is officially included in the Homeopathic pharmacopoeia of the United States.

✓ INGREDIENTS AND APPEARANCE

MINEFFECT COLD REMEDY
calcarea flourica, ferrum metallicum, ferrum phosphoricum, phosphorus, silicea, sulphur, zincum metallicum liquid

PRODUCT INFORMATION

Product Type	HUMAN OTC DRUG	Item Code (Source)	NDC:81488-009
Route of Administration	ORAL		

ACTIVE INGREDIENT/ACTIVE MOIETY

Ingredient Name	Basis of Strength	Strength
CALCIUM FLUORIDE (UNII: O3B55K4YKI) (FLUORIDE ION - UNII:Q80VPU4O8O)	CALCIUM FLUORIDE	6 [hp_X] in 30 mL

IRON (UNII: E1UOL152H7) (IRON - UNII:E1UOL152H7)	IRON	7 [hp_X] in 30 mL
FERROSOFERRIC PHOSPHATE (UNII: 91GQH8I5F7) (FERROSOFERRIC PHOSPHA TE - UNII:91GQH8I5F7)	FERROSOFERRIC PHOSPHA TE	7 [hp_X] in 30 mL
PHOSPHORUS (UNII: 27YLU75U4W) (PHOSPHORUS - UNII:27YLU75U4W)	PHOSPHORUS	6 [hp_X] in 30 mL
SILICON DIOXIDE (UNII: ETJ7Z6XBU4) (SILICON DIOXIDE - UNII:ETJ7Z6XBU4)	SILICON DIOXIDE	4 [hp_X] in 30 mL
SULFUR (UNII: 70FD1KFU70) (SULFUR - UNII:70FD1KFU70)	SULFUR	4 [hp_X] in 30 mL
ZINC (UNII: J41CSQ7QDS) (ZINC - UNII:J41CSQ7QDS)	ZINC	8 [hp_X] in 30 mL

INACTIVE INGREDIENTS

Ingredient Name	Strength
WATER (UNII: 059QF0KO0R)	
ALUMINUM OXIDE (UNII: LMI2606933)	
KAOLIN (UNII: 24H4NWX5CO)	
CEROUS OXALATE NONAHYDRATE (UNII: 0UV74P3R0J)	
POTASSIUM SILICATE (UNII: J86L1GUL6K)	
MAGNESIUM CHLORIDE (UNII: 02F3473H9O)	
MAGNESIUM SULFATE HEPTAHYDRATE (UNII: SK47B8698T)	
SODIUM NITRATE (UNII: 8M4L3H2ZVZ)	

PACKAGING

#	Item Code	Package Description	Marketing Start Date	Marketing End Date
1	NDC:81488-009-01	1 in 1 BOX	01/21/2022	
1		30 mL in 1 BOTTLE; Type 0: Not a Combination Product		

MARKETING INFORMATION

Marketing Category	Application Number or Monograph Citation	Marketing Start Date	Marketing End Date
unapproved homeopathic		01/21/2022	

미네펙트 소화제

MINEFFECT ACID INDIGESTION AND HEARTBURN RELIEF

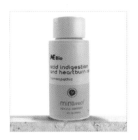

미네펙트 천연 소화제는 위산 역류 및 속쓰림, 식체,
소화불량으로 인한 위부팽만감, 식욕감퇴(부인) 등의
증상을 완화시키며 소화촉진을 돕습니다.

FDA NDC Code : 81488008801

✅ ACTIVATE INGREDIENT

- Alumina 5X HPUS
- Calcarea Silicata 5X HPUS
- Ferrum Metallicum 7X HPUS
- Ferrum Phosphoricum 7X HPUS
- Magnesia Muriatica 4X HPUS
- Natrum Nitricum 4X HPUS
- Phosphorus 6X HPUS
- Silicea 4X HPUS
- Zincum Metallicum 8X HPUS

* The letters HPUS indicate that this ingredients is officially included in the Homeopathic pharmacopoeia of the United States.

✅ INACTIVE INGREDIENTS

- Distilled water
- Alumina Silicata
- Cerium Oxalicum
- Calcarea Fluorica
- Kali Silicatum
- Magnesia Sulphurica
- Natrum Muriaticum
- Sulphur

✅ PURPOSE

- Heartburn
- Vomiting
- Vomiting
- Acid Indigestion
- Acid Indigestion
- Stomachache
- Vomiting
- Acid Indigestion
- Heartburn

✅ INGREDIENTS AND APPEARANCE

MINEFFECT ACID INDIGESTION AND HEARTBURN RELIEF
alumina, calcarea silicata, ferrum metallicum, ferrum phosphoricum, magnesia
muriatica, natrum nitricum, phosphorus, silicea, zincum metallicum liquid

PRODUCT INFORMATION			
Product Type	HUMAN OTC DRUG	Item Code (Source)	NDC:81488-008
Route of Administration	ORAL		

ACTIVE INGREDIENT/ACTIVE MOIETY		
Ingredient Name	Basis of Strength	Strength
ALUMINUM OXIDE (UNII: LMI26O6933) (ALUMINUM OXIDE - UNII:LMI26O6933)	ALUMINUM OXIDE	5 [hp_X] in 30 mL

CALCIUM SILICATE (UNII: S4255P4G5M) (CALCIUM CA TION - UNII:2M83C4R6ZB)	CALCIUM SILICA TE	5 [hp_X] in 30 mL
IRON (UNII: E1UOL152H7) (IRON - UNII:E1UOL152H7)	IRON	7 [hp_X] in 30 mL
FERROSOFERRIC PHOSPHATE (UNII: 91GQH8I5F7) (FERROSOFERRIC PHOSPHA TE - UNII:91GQH8I5F7)	FERROSOFERRIC PHOSPHA TE	7 [hp_X] in 30 mL
MAGNESIUM CHLORIDE (UNII: 02F3473H9O) (MAGNESIUM CA TION - UNII:T6V3LHY838)	MAGNESIUM CATION	4 [hp_X] in 30 mL
SODIUM NITRATE (UNII: 8M4L3H2ZVZ) (NITRATE ION - UNII:T93E9Y2844)	SODIUM NITRA TE	4 [hp_X] in 30 mL
PHOSPHORUS (UNII: 27YLU75U4W) (PHOSPHORUS - UNII:27YLU75U4W)	PHOSPHORUS	6 [hp_X] in 30 mL
SILICON DIOXIDE (UNII: ETJ7Z6XBU4) (SILICON DIOXIDE - UNII:ETJ7Z6XBU4)	SILICON DIOXIDE	4 [hp_X] in 30 mL
ZINC (UNII: J41CSQ7QDS) (ZINC - UNII:J41CSQ7QDS)	ZINC	8 [hp_X] in 30 mL

INACTIVE INGREDIENTS

Ingredient Name	Strength
WATER (UNII: 059QF0KO0R)	
KAOLIN (UNII: 24H4NWX5CO)	
CEROUS OXALATE NONAHYDRATE (UNII: 0UV74P3R0J)	
CALCIUM FLUORIDE (UNII: O3B55K4YKI)	
POTASSIUM SILICATE (UNII: J86L1GUL6K)	
MAGNESIUM SULFATE HEPTAHYDRATE (UNII: SK47B8698T)	
SODIUM CHLORIDE (UNII: 451W47IQ8X)	
SULFUR (UNII: 70FD1KFU70)	

PACKAGING

#	Item Code	Package Description	Marketing Start Date	Marketing End Date
1	NDC:81488-008-01	1 in 1 BOX	01/21/2022	
1		30 mL in 1 BOTTLE; Type 0: Not a Combination Product		

MARKETING INFORMATION

Marketing Category	Application Number or Monograph Citation	Marketing Start Date	Marketing End Date
unapproved homeopathic		01/21/2022	

미네펙트 구급 상처 완화제

MINEFFECT FIRST AID ANTISEPTIC AND ANTIBIOTIC SOLUTION

미네펙트 구급상처완화제는 외상(상처), 화상, 피부염,
찰과상, 자극으로 인해 따아움증 및 가려움증 등이 있는
피부에 사용시 감염을 방지시키고 피부회복을 돕습니다.

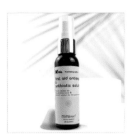

FDA NDC Code : 81488004402

✅ ACTIVATE INGREDIENT

· Silicea 4X HPUS
· Sulphur 4X HPUS
· Phosphorus 6X HPUS

· Calcarea Silicata 5X HPUS
· Natrum Nitricum 4X HPUS
· Ferrum Muriaticum 7X HPUS

· Kali Silicatum 6X HPUS

* The letters HPUS indicate that this ingredients is officially included in the Homeopathic pharmacopoeia of the United States.

✅ INACTIVE INGREDIENTS

· Alumina Silicata
· Natrum Muriaticum
· Alumina
· Ferrum Metallicum

· Ferrum Phosphoricum
· Titanium Metallicum
· Cerium Oxalicum
· Calcarea Fluorica

· Magnesia Muriatica
· Magnesia Sulphurica
· Zincum Metallicum

✅ PURPOSE

· Minor cuts, open scars, irritations in the genital regions
· Itching in the genital regions, wound care
· Wound care, bleeding, open scars, burned skin
· Burned skin

· Burned skin, inflamed skin, bleeding
· Sore pain
· Skin eruption, burning

✅ INGREDIENTS AND APPEARANCE

MINEFFECT FIRST AID ANTISEPTIC AND ANTIBIOTIC SOLUTION
silicea, sulphur, phosphorus, calcarea silicata, natrum nitricum,
ferrum muriaticum,kali silicatum spray

PRODUCT INFORMATION			
Product Type	HUMAN OTC DRUG	Item Code (Source)	NDC:81488-004
Route of Administration	TOPICAL		

ACTIVE INGREDIENT/ACTIVE MOIETY		
Ingredient Name	Basis of Strength	Strength
SILICON DIOXIDE (UNII: ETJ7Z6XBU4) (SILICON DIOXIDE - UNII:ETJ7Z6XBU4)	SILICON DIOXIDE	4 [hp_X] in 59 mL

SULFUR (UNII: 7OFD1KFU70) (SULFUR – UNII:7OFD1KFU70)	SULFUR	4 [hp_X] in 59 mL
PHOSPHORUS (UNII: 27YLU75U4W) (PHOSPHORUS - UNII:27YLU75U4W)	PHOSPHORUS	6 [hp_X] in 59 mL
CALCIUM SILICATE (UNII: S4255P4G5M) (CALCIUM CATION - UNII:2M83C4R6ZB)	CALCIUM SILICATE	5 [hp_X] in 59 mL
SODIUM NITRATE (UNII: 8M4L3H2ZVZ) (NITRATE ION - UNII:T93E9Y2844)	SODIUM NITRATE	4 [hp_X] in 59 mL
FERRIC CHLORIDE HEXAHYDRATE (UNII: 0I2XIN602U) (FERRIC CATION - UNII:9104LML611)	FERRIC CATION	7 [hp_X] in 59 mL
POTASSIUM SILICATE (UNII: J86L1GUL6K) (POTASSIUM CATION - UNII:295053K152)	POTASSIUM SILICATE	6 [hp_X] in 59 mL

INACTIVE INGREDIENTS

Ingredient Name	Strength
KAOLIN (UNII: 24H4NWX5CO)	
SODIUM CHLORIDE (UNII: 451W47IQ8X)	
ALUMINUM OXIDE (UNII: LMI2606933)	
IRON (UNII: E1UOL152H7)	
FERROSOFERRIC PHOSPHATE (UNII: 91GQH8I5F7)	
TITANIUM (UNII: D1JT611TNE)	
CEROUS OXALATE NONAHYDRATE (UNII: 0UV74P3R0J)	
CALCIUM FLUORIDE (UNII: O3B55K4YKI)	
MAGNESIUM CHLORIDE (UNII: 02F3473H9O)	
MAGNESIUM SULFATE HEPTAHYDRATE (UNII: SK47B8698T)	
ZINC (UNII: J41CSQ7QDS)	

PACKAGING

#	Item Code	Package Description	Marketing Start Date	Marketing End Date
1	NDC:81488-004-02	1 in 1 BOX	02/01/2021	
1		59 mL in 1 BOTTLE, SPRAY; Type 0: Not a Combination Product		

MARKETING INFORMATION

Marketing Category	Application Number or Monograph Citation	Marketing Start Date	Marketing End Date
unapproved homeopathic		02/01/2021	

미네펙트 나잘미스트

MINEFFECT NASAL MIST

미네펙트 나잘미스트는 코막힘, 비염, 알레르기,
염증 등 비강 관련 질환을 완화시켜줍니다.

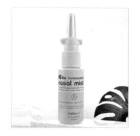

FDA NDC Code : 8148800530

✔ ACTIVATE INGREDIENT

- Calcarea Silicata 5X HPUS
- Silicea 4X HPUS
- Sulphur 4X HPUS
- Natrum Muriaticum 4X HPUS
- Ferrum Metallicum 7X HPUS
- Ferrum Phosphoricum 7X HPUS
- Phosphorus 6X HPUS
- Ferrum Muriaticum 7X HPUS
- Titanium Metallicum 7X HPUS

* The letters HPUS indicate that this ingredients is officially included in the Homeopathic pharmacopoeia of the United States.

✔ INACTIVE INGREDIENTS

- Kali Silicatum
- Natrum Nitricum
- Alumina Silicata
- Cerium Oxalicum
- Calcarea Fluorica
- Alumina
- Magnesia Muriatica
- Magnesia Sulphurica
- Zincum Metallicum

✔ PURPOSE

- Kali Silicatum
- Natrum Nitricum
- Alumina Silicata
- Cerium Oxalicum
- Calcarea Fluorica
- Alumina
- Magnesia Muriatica
- Magnesia Sulphurica
- Zincum Metallicum

✔ INGREDIENTS AND APPEARANCE

MINEFFECT NASAL MIST
calcarea silicata, silicea, sulphur, natrum muriaticum, ferrum metallicum, ferrum phosphoricum, phosphorus, ferrum muriaticum, titanium metallicum, spray

PRODUCT INFORMATION			
Product Type	HUMAN OTC DRUG	Item Code (Source)	NDC:81488-005
Route of Administration	NASAL		

ACTIVE INGREDIENT/ACTIVE MOIETY		
Ingredient Name	Basis of Strength	Strength
CALCIUM SILICATE (UNII: S4255P4G5M) (CALCIUM CA TION - UNII:2M83C4R6ZB)	CALCIUM SILICA TE	5 [hp_X] in 59 mL

SILICON DIOXIDE (UNII: ETJ7Z6XBU4) (SILICON DIOXIDE - UNII:ETJ7Z6XBU4)	SILICON DIOXIDE	4 [hp_X] in 59 mL
SULFUR (UNII: 70FD1KFU70) (SULFUR - UNII:70FD1KFU70)	SULFUR	4 [hp_X] in 59 mL
SODIUM CHLORIDE (UNII: 451W47IQ8X) (CHLORIDE ION - UNII:Q32ZN48698)	SODIUM CHLORIDE	4 [hp_X] in 59 mL
IRON (UNII: E1UOL152H7) (IRON - UNII:E1UOL152H7)	IRON	7 [hp_X] in 59 mL
FERROSOFERRIC PHOSPHATE (UNII: 91GQH8I5F7) (FERROSOFERRIC PHOSPHA TE - UNII:91GQH8I5F7)	FERROSOFERRIC PHOSPHA TE	7 [hp_X] in 59 mL
PHOSPHORUS (UNII: 27YLU75U4W) (PHOSPHORUS - UNII:27YLU75U4W)	PHOSPHORUS	6 [hp_X] in 59 mL
FERRIC CHLORIDE HEXAHYDRATE (UNII: OI2XIN602U) (FERRIC CA TION - UNII:9104LML611)	FERRIC CA TION	7 [hp_X] in 59 mL
TITANIUM (UNII: D1JT611TNE) (TIT ANIUM - UNII:D1JT611TNE)	TITANIUM	7 [hp_X] in 59 mL

INACTIVE INGREDIENTS

Ingredient Name	Strength
POTASSIUM SILICATE (UNII: J86L1GUL6K)	
SODIUM NITRATE (UNII: 8M4L3H2ZVZ)	
KAOLIN (UNII: 24H4NWX5CO)	
CEROUS OXALATE NONAHYDRATE (UNII: 0UV74P3R0J)	
CALCIUM FLUORIDE (UNII: O3B55K4YKI)	
ALUMINUM OXIDE (UNII: LMI2606933)	
MAGNESIUM CHLORIDE (UNII: 02F3473H9O)	
MAGNESIUM SULFATE HEPTAHYDRATE (UNII: SK47B8698T)	
ZINC (UNII: J41CSQ7QDS)	

PACKAGING

#	Item Code	Package Description	Marketing Start Date	Marketing End Date
1	NDC:81488-005-30	1 in 1 BOX	02/01/2021	
1		59 mL in 1 BOTTLE, SPRA Y; Type 0: Not a Combination Product		

MARKETING INFORMATION

Marketing Category	Application Number or Monograph Citation	Marketing Start Date	Marketing End Date
unapproved homeopathic		02/01/2021	

288

페이셜 피부 보호제
및 여드름 완화제

MINEFFECT FACIAL SKIN PROTECTANT AND ACNE TREATMENT SOLUTION

피부 속건조를 유분기 없이 완화시키며 민감성 피부, 여드름,
간지러움, 따가움, 등의 피부 트러블 증상을 완화시키며 피부
세포를 건강하게 관리하여 아름다운 피부로 가꾸어 줍니다.

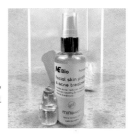

FDA NDC Code : 8148800304

✅ ACTIVATE INGREDIENT

· Alumina 7X HPUS
· Calcarea Silicata 5X HPUS
· Ferrum Metallicum 7X HPUS
· Magnesia Sulphurica 7X HPUS
· Phosphorus 6X HPUS
· Sulphur 4X HPUS
· Titanium Metallicum 7X HPUS
· Zincum Metallicum 8X HPUS

* The letters HPUS indicate that this ingredients is officially included in the Homeopathic pharmacopoeia of the United States.

✅ INACTIVE INGREDIENTS

· Alumina Silicata
· Calcarea Fluorica
· Cerium Oxalicum
· Distilled Water
· Ferrum Muriaticum
· Ferrum Phosphoricum
· Magnesia Muriatica
· Natrum Nitricum

✅ PURPOSE

· Dry, Itchy Skin
· Sensitive Skin Pimples
· Redness
· Pimples
· Redness
· Acne, Rash, Eczema
· Eczema
· Red, Itchy Skin

✅ INGREDIENTS AND APPEARANCE

MINEFFECT FACIAL SKIN PROTECTANT AND ACNE TREATMENT SOLUTION
alumina, calcarea silicata, ferrum metallicum, magnesia sulphurica, phosphorus, sulphur, titanium metallicum, zincum metallicum spray

PRODUCT INFORMATION			
Product Type	HUMAN OTC DRUG	Item Code (Source)	NDC:81488-003
Route of Administration	TOPICAL		

ACTIVE INGREDIENT/ACTIVE MOIETY		
Ingredient Name	Basis of Strength	Strength
ALUMINUM OXIDE (UNII: LMI2606933) (ALUMINUM OXIDE - UNII:LMI2606933)	ALUMINUM OXIDE	7 [hp_X] in 118 mL

CALCIUM SILICATE (UNII: S4255P4G5M) (CALCIUM CATION - UNII:2M83C4R6ZB)	CALCIUM SILICATE	5 [hp_X] in 118 mL
IRON (UNII: E1UOL152H7) (IRON - UNII:E1UOL152H7)	IRON	7 [hp_X] in 118 mL
MAGNESIUM SULFATE HEPTAHYDRATE (UNII: SK47B8698T) (MAGNESIUM CATION - UNII:T6V3LHY838)	MAGNESIUM SULFATE HEPTAHYDRATE	7 [hp_X] in 118 mL
PHOSPHORUS (UNII: 27YLU75U4W) (PHOSPHORUS - UNII:27YLU75U4W)	PHOSPHORUS	6 [hp_X] in 118 mL
SULFUR (UNII: 70FD1KFU70) (SULFUR - UNII:70FD1KFU70)	SULFUR	4 [hp_X] in 118 mL
TITANIUM (UNII: D1JT611TNE) (TITANIUM - UNII:D1JT611TNE)	TITANIUM	7 [hp_X] in 118 mL
ZINC (UNII: J41CSQ7QDS) (ZINC - UNII:J41CSQ7QDS)	ZINC	8 [hp_X] in 118 mL

INACTIVE INGREDIENTS

Ingredient Name	Strength
KAOLIN (UNII: 24H4NWX5CO)	
CALCIUM FLUORIDE (UNII: O3B55K4YKI)	
CEROUS OXALATE NONAHYDRATE (UNII: OUV74P3ROJ)	
WATER (UNII: 059QF0KO0R)	
FERRIC CHLORIDE HEXAHYDRATE (UNII: OI2XIN602U)	
FERROSOFERRIC PHOSPHATE (UNII: 91GQH8I5F7)	
MAGNESIUM CHLORIDE (UNII: 02F3473H9O)	
SODIUM NITRATE (UNII: 8M4L3H2ZVZ)	

PACKAGING

#	Item Code	Package Description	Marketing Start Date	Marketing End Date
1	NDC:81488-003-04	1 in 1 BOX	02/01/2021	
1		118 mL in 1 BOTTLE, SPRAY; Type 0: Not a Combination Product		

MARKETING INFORMATION

Marketing Category	Application Number or Monograph Citation	Marketing Start Date	Marketing End Date
unapproved homeopathic		02/01/2021	

미네펙트 피부 보호제

MINEFFECT SKIN PROTECTANT

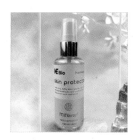

미네펙트 피부 보호제는 아토피, 상처, 화상, 갈라진 피부 등의 증상을 완화시키며 피부 세포를 건강하게 관리해 줍니다.

FDA NDC Code : 8148800204

✔ ACTIVATE INGREDIENT

- Alumina 7X HPUS
- Calcarea Silicata 6X HPUS
- Calcarea Silicata 5X HPUS
- Magnesia Sulphurica 7X HPUS
- Silicea 4X HPUS
- Sulphur 4X HPUS
- Titanium Metallicum 7X HPUS
- Zincum Metallicum 8X HPUS

* The letters HPUS indicate that this ingredients is officially included in the Homeopathic pharmacopoeia of the United States.

✔ INACTIVE INGREDIENTS

- Alumina Silicata
- Cerium Oxalicum
- Ferrum Metallicum
- Ferrum Muriaticum
- Ferrum phosphoricum
- Kali Silicatum
- Magnesia
- Natrum Muriaticum
- Natrum Nitricum
- Phosphorous
- Distilled Water

✔ PURPOSE

- Dry, Itchy Skin
- Chaps, Cracks
- Itchy Skin
- Out-Breaks on Skin
- Itchy Skin, Eczema
- Eczema

✔ INGREDIENTS AND APPEARANCE

MINEFFECT SKIN PROTECTANT
alumina, calcarea silicata, magnesia sulphurica, silicea, sulphur, titanium metallicum, zincum metallicum spray

PRODUCT INFORMATION			
Product Type	HUMAN OTC DRUG	Item Code (Source)	NDC:81488-002
Route of Administration	TOPICAL		

ACTIVE INGREDIENT/ACTIVE MOIETY		
Ingredient Name	Basis of Strength	Strength
ALUMINUM OXIDE (UNII: LMI26O6933) (ALUMINUM OXIDE - UNII:LMI26O6933)	ALUMINUM OXIDE	7 [hp_X] in 118 mL

CALCIUM SILICATE (UNII: S4255P4G5M) (CALCIUM CATION - UNII:2M83C4R6ZB)	CALCIUM SILICATE	6 [hp_X] in 118 mL
MAGNESIUM SULFATE HEPTAHYDRATE (UNII: SK47B8698T) (MAGNESIUM CATION - UNII:T6V3LHY838)	MAGNESIUM SULFATE HEPTAHYDRATE	7 [hp_X] in 118 mL
SILICON DIOXIDE (UNII: ETJ7Z6XBU4) (SILICON DIOXIDE - UNII:ETJ7Z6XBU4)	SILICON DIOXIDE	4 [hp_X] in 118 mL
SULFUR (UNII: 70FD1KFU70) (SULFUR - UNII:70FD1KFU70)	SULFUR	4 [hp_X] in 118 mL
TITANIUM (UNII: D1JT611TNE) (TITANIUM - UNII:D1JT611TNE)	TITANIUM	7 [hp_X] in 118 mL
ZINC (UNII: J41CSQ7QDS) (ZINC - UNII:J41CSQ7QDS)	ZINC	8 [hp_X] in 118 mL

INACTIVE INGREDIENTS

Ingredient Name	Strength
KAOLIN (UNII: 24H4NWX5CO)	
CEROUS OXALATE NONAHYDRATE (UNII: 0UV74P3R0J)	
IRON (UNII: E1UOL152H7)	
FERRIC CHLORIDE HEXAHYDRATE (UNII: 0I2XIN602U)	
FERROSOFERRIC PHOSPHATE (UNII: 91GQH8I5F7)	
POTASSIUM SILICATE (UNII: J86L1GUL6K)	
MAGNESIUM CHLORIDE (UNII: 02F3473H9O)	
SODIUM CHLORIDE (UNII: 451W47IQ8X)	
SODIUM NITRATE (UNII: 8M4L3H2ZVZ)	
PHOSPHORUS (UNII: 27YLU75U4W)	
WATER (UNII: 059QF0KO0R)	

PACKAGING

#	Item Code	Package Description	Marketing Start Date	Marketing End Date
1	NDC:81488-002-04	1 in 1 BOX	02/01/2021	
1		118 mL in 1 BOTTLE, SPRAY; Type 0: Not a Combination Product		

MARKETING INFORMATION

Marketing Category	Application Number or Monograph Citation	Marketing Start Date	Marketing End Date
unapproved homeopathic		02/01/2021	

퓨리메가

Puri-Mega

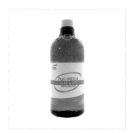

Puri-Mega는 다양한 건강 이점을 제공하는 100% 천연 유래 미네랄 농축액으로 천식, 면역 결핍, 위장 질환, 비염, 및 당뇨 등을 겪고 있는 상태에서 탁월한 자연치유 효능을 발휘합니다.

FDA NDC Code : 8148801210

✓ ACTIVATE INGREDIENT

- Silicea
- Sulphur
- Ferrum Phosphoricum
- Ferrum Muriaticum

- Titanium Metallicum
- Natrum Nitricum
- Calcarea Fluorata
- Phosphorus

- Magnesia Sulphurica
- Magnesia Muriatica
- Zincum Metalicum

* The letters HPUS indicate that this ingredients is officially included in the Homeopathic pharmacopoeia of the United States.

✓ INACTIVE INGREDIENTS

- Alumina Silicata
- Calcarea Silicata
- Natrum Muriaticum

- Alumina
- Ferrum Metallicum
- Kali Silicatum

- Cerium Oxalicum
- Maganum Metallicum
- Vanadium Metallicum

✓ PURPOSE Active Ingredients Purpose

- Silicea 4X HPUS ·················· Asthma, immune deficiency
- Sulphur 4X HPUS ·················· Asthma
- Ferrum Phosphoricum 7X HPUS, ·················· Stomach Disease
- Ferrum Muriaticum 7X HPUS ·················· Asthma, Stomach Disease
- Titanium Metallicum 7X ·················· Rhinitis
- Natrum Nitricum 5X HPUS ·················· Stomach Disease

- Calcarea Fluorata 6X HPUS ·················· Rhinitis
- Phosphorus 6X HPUS ·················· Stomach Disease
- Magnesia Sulphurica 7X HPUS ·················· Diabetes, Stomach Disease
- Magnesia Muriatica 7X HPUS ·················· Stomach Disease
- Zincum Metalicum 8X ·················· Stomach Disease

✓ INGREDIENTS AND APPEARANCE

MEB PURI-MEGA
meb puri-mega liquid

PRODUCT INFORMATION			
Product Type	HUMAN OTC DRUG	Item Code (Source)	NDC:81488-012
Route of Administration	ORAL		

ACTIVE INGREDIENT/ACTIVE MOIETY		
Ingredient Name	Basis of Strength	Strength
TITANIUM (UNII: D1JT611TNE) (TITANIUM – UNII:D1JT611TNE)	TITANIUM	7 [hp_X] in 300 mL
SODIUM NITRATE (UNII: 8M4L3H2ZVZ) (NITRATE ION – UNII:T93E9Y2844)	SODIUM NITRATE	5 [hp_X] in 300 mL
FERROSOFERRIC PHOSPHATE (UNII: 91GQH8I5F7) (FERROSOFERRIC PHOSPHATE – UNII:91GQH8I5F7)	FERROSOFERRIC PHOSPHATE	7 [hp_X] in 300 mL
CALCIUM FLUORIDE (UNII: O3B55K4YKI) (FLUORIDE ION – UNII:Q80VPU408O)	CALCIUM FLUORIDE	6 [hp_X] in 300 mL
MAGNESIUM SULFATE HEPTAHYDRATE (UNII: SK47B8698T) (MAGNESIUM CATION – UNII:T6V3LHY838)	MAGNESIUM SULFATE HEPTAHYDRATE	7 [hp_X] in 300 mL
SULFUR (UNII: 70FD1KFU70) (SULFUR – UNII:70FD1KFU70)	SULFUR	4 [hp_X] in 300 mL
MAGNESIUM CHLORIDE (UNII: 02F3473H9O) (CHLORIDE ION – UNII:Q32ZN48698)	MAGNESIUM CHLORIDE	7 [hp_X] in 300 mL
SILICON DIOXIDE (UNII: ETJ7Z6XBU4) (SILICON DIOXIDE – UNII:ETJ7Z6XBU4)	SILICON DIOXIDE	4 [hp_X] in 300 mL
PHOSPHORUS (UNII: 27YLU75U4W) (PHOSPHORUS – UNII:27YLU75U4W)	PHOSPHORUS	6 [hp_X] in 300 mL
ZINC (UNII: J41CSQ7QDS) (ZINC – UNII:J41CSQ7QDS)	ZINC	8 [hp_X] in 300 mL
FERRIC CHLORIDE HEXAHYDRATE (UNII: 0I2XIN602U) (FERRIC CATION – UNII:9104LML611)	FERRIC CATION	7 [hp_X] in 300 mL

INACTIVE INGREDIENTS	
Ingredient Name	Strength
KAOLIN (UNII: 24H4NWX5CO)	
MANGANESE (UNII: 42Z2K6ZL8P)	
CEROUS OXALATE NONAHYDRATE (UNII: 0UV74P3R0J)	
IRON (UNII: E1UOL152H7)	
CALCIUM SILICATE (UNII: S4255P4G5M)	
SODIUM CHLORIDE (UNII: 451W47IQ8X)	
ALUMINUM OXIDE (UNII: LMI26O6933)	
POTASSIUM SILICATE (UNII: J86L1GUL6K)	
VANADIUM (UNII: 00J9J9XKDE)	

PACKAGING				
#	Item Code	Package Description	Marketing Start Date	Marketing End Date
1	NDC:81488-012-03	300 mLin 1 BOTTLE; Type 0: Not a Combination Product	08/18/2023	
2	NDC:81488-012-10	1000 mLin 1 BOTTLE; Type 0: Not a Combination Product	08/18/2023	

MARKETING INFORMATION			
Marketing Category	Application Number or Monograph Citation	Marketing Start Date	Marketing End Date
unapproved homeopathic		08/18/2023	

퓨리베가

Puri-Vega

Puri-Vega는 다양한 건강 이점을 제공하는 100% 천연
유래 미네랄 농축액으로 염증 관련 질병과 또 염증이 유발할
수 있는 있는 내부 질환 및 종양을 유발할 수 있는 궤양이
발생 했을때 탁월한 효능을 발휘합니다.

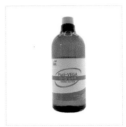

FDA NDC Code : 8148801310

✔ ACTIVATE INGREDIENT

- Sulphur
- Ferrum Phosphoricum
- Natrum Nitricum
- Calcarea Fluorata
- Magnesia Sulphurica
- Magnesia
- Muriatica
- Zincum Metalicum

✔ INACTIVE INGREDIENTS

- Alumina Silicata
- Calcarea Silicata
- Natrum Muriaticum
- Alumina
- Ferrum Metallicum
- Ferrum Muriaticum
- Kali Silicatum
- Titanium Metallicum
- Phosphorus
- Cerium Oxalicum
- Maganum Metallicum
- Vanadium
- Metallicum

✔ PURPOSE Active Ingredients Purpose

- Silicea 4X HPUS ·································· Ulcers
- Sulphur 4X HPUS ································· Tumour
- Ferrum Phosphoricum 7X HPUS ·············· Inflammation, Ulcers
- Natrum Nitricum 5X HPUS ···················· Inflammation
- Calcarea Fluorata 6X HPUS ·················· Inflammation, Tumor
- Magnesia Sulphurica 7X HPUS ·············· Internal Disease
- Magnesia Muriatica 7X HPUS ················ Inflammation
- Zincum Metalicum 8X ······················· Internal Disease

✔ INGREDIENTS AND APPEARANCE

MEB PURI-VEGA
meb puri-vega liquid

PRODUCT INFORMATION			
Product Type	HUMAN OTC DRUG	Item Code (Source)	NDC:81488-013
Route of Administration	ORAL		

ACTIVE INGREDIENT/ACTIVE MOIETY		
Ingredient Name	Basis of Strength	Strength
CALCIUM FLUORIDE (UNII: O3B55K4YKI) (FLUORIDE ION - UNII:Q80VPU4O8O)	CALCIUM FLUORIDE	6 [hp_X] in 300 mL
MAGNESIUM SULFATE HEPTAHYDRATE (UNII: SK47B8698T) (MAGNESIUM CATION - UNII:T6V3LHY838)	MAGNESIUM SULF ATE HEPTAHYDRATE	7 [hp_X] in 300 mL
SODIUM NITRATE (UNII: 8M4L3H2ZVZ) (NITRATE ION - UNII:T93E9Y2844)	SODIUM NITRA TE	5 [hp_X] in 300 mL
ZINC (UNII: J41CSQ7QDS) (ZINC - UNII:J41CSQ7QDS)	ZINC	8 [hp_X] in 300 mL
FERROSOFERRIC PHOSPHATE (UNII: 91GQH8I5F7) (FERROSOFERRIC PHOSPHA TE - UNII:91GQH8I5F7)	FERROSOFERRIC PHOSPHA TE	7 [hp_X] in 300 mL
MAGNESIUM CHLORIDE (UNII: 02F3473H9O) (CHLORIDE ION - UNII:Q32ZN48698)	MAGNESIUM CHLORIDE	7 [hp_X] in 300 mL
SILICON DIOXIDE (UNII: ETJ7Z6XBU4) (SILICON DIOXIDE - UNII:ETJ7Z6XBU4)	SILICON DIOXIDE	4 [hp_X] in 300 mL
SULFUR (UNII: 70FD1KFU70) (SULFUR - UNII:70FD1KFU70)	SULFUR	4 [hp_X] in 300 mL

INACTIVE INGREDIENTS	
Ingredient Name	Strength
FERRIC CHLORIDE HEXAHYDRATE (UNII: 0I2XIN602U)	
POTASSIUM SILICATE (UNII: J86L1GUL6K)	
CEROUS OXALATE NONAHYDRATE (UNII: 0UV74P3R0J)	
MANGANESE (UNII: 42Z2K6ZL8P)	
VANADIUM (UNII: 00J9J9XKDE)	
CALCIUM SILICATE (UNII: S4255P4G5M)	
ALUMINUM OXIDE (UNII: LMI26O6933)	
IRON (UNII: E1UOL152H7)	
SODIUM CHLORIDE (UNII: 451W47IQ8X)	
TITANIUM (UNII: D1JT611TNE)	
PHOSPHORUS (UNII: 27YLU75U4W)	
KAOLIN (UNII: 24H4NWX5CO)	

PACKAGING

#	Item Code	Package Description	Marketing Start Date	Marketing End Date
1	NDC:81488-013-03	300 mLin 1 BOTTLE; Type 0: Not a Combination Product	08/22/2023	
2	NDC:81488-013-10	1000 mLin 1 BOTTLE; Type 0: Not a Combination Product	08/22/2023	

MARKETING INFORMATION

Marketing Category	Application Number or Monograph Citation	Marketing Start Date	Marketing End Date
unapproved homeopathic		08/22/2023	

MEB 패인가드 패치

MEB PainGuard Patch

MEB PainGuard 패치는 근육 통증, 신경통 및 다양한
유형의 통증을 치료하기 위해 만들어 졌으며 통증의
근본 원인인 염증을 타겟팅하여 효과적이고 지속적인
통증 완화를 이끌어냅니다.

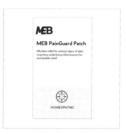

FDA NDC Code : 8148801130

✓ ACTIVATE INGREDIENT

- Alumina Silicata
- Calcarea Silicata
- Calcarea Fluorata
- Ferrum Phosphoricum
- Ferrum Muriaticum
- Natrum Nitricum
- Magnesia Muriatica
- Maganum Metallicum
- Sulphur
- Vanadium Metallicum
- Zincum Metalicum

✓ INACTIVE INGREDIENTS

- Silicea
- Natrum Muriaticum
- Alumina
- Ferrum Muriaticum
- Kali Silicatum
- Titanium Metallicum
- Phosphorus
- Cerium Oxalicum
- Magnesia Sulphurica

✓ PURPOSE Active Ingredients Purpose

- Active Ingredient ------------------------------------- Purpose
- Alumina Silicata 5X HPUS ----------------------------- Muscle Pain
- Calcarea Silicata 5X HPUS ---------------------------- Joint Pain
- Calcarea Fluorata 6X HPUS -------------------------- Joint Pain, Inflammation
- Ferrum Phosphoricum 7X HPUS --------------------- Inflammation, Articular Rheumatism
- Ferrum Muriaticum 7X HPUS ------------------------ Rheumatism Pain
- Natrum Nitricum 5X HPUS ---------------------------Inflammation
- Magnesia Muriatica 7X HPUS ------------------   Inflammation
- Maganum Metallicum 12X HPUS -------------------- Gout, Chronic Arthritis
- Sulphur 4X HPUS --------------------------------------- Pain, Inflammation
- Vanadium Metallicum 12X HPUS --------------------Gout
- Zincum Metalicum 8X ------------------------------- Cramping, Pain, Sore

✓ INGREDIENTS AND APPEARANCE

MEB PAINGUARD PATCH
meb painguard patch patch

PRODUCT INFORMATION			
Product Type	HUMAN OTC DRUG	Item Code (Source)	NDC:81488-011
Route of Administration	TRANSDERMAL		

ACTIVE INGREDIENT/ACTIVE MOIETY		
Ingredient Name	Basis of Strength	Strength
CALCIUM SILICATE (UNII: S4255P4G5M) (CALCIUM CA TION - UNII:2M83C4R6ZB)	CALCIUM SILICA TE	5 [hp_X] in 12 [hp_X]
MANGANESE (UNII: 42Z2K6ZL8P) (MANGANESE - UNII:42Z2K6ZL8P)	MANGANESE	12 [hp_X] in 12 [hp_X]
FERRIC CHLORIDE HEXAHYDRATE (UNII: OI2XIN602U) (FERRIC CA TION - UNII:9104LML611)	FERRIC CA TION	7 [hp_X] in 12 [hp_X]
SODIUM NITRATE (UNII: 8M4L3H2ZVZ) (NITRATE ION - UNII:T93E9Y2844)	SODIUM NITRA TE	5 [hp_X] in 12 [hp_X]
FERROSOFERRIC PHOSPHATE (UNII: 91GQH8I5F7) (FERROSOFERRIC PHOSPHA TE - UNII:91GQH8I5F7)	FERROSOFERRIC PHOSPHA TE	7 [hp_X] in 12 [hp_X]
CALCIUM FLUORIDE (UNII: O3B55K4YKI) (FLUORIDE ION - UNII:Q80VPU4080)	CALCIUM FLUORIDE	6 [hp_X] in 12 [hp_X]
KAOLIN (UNII: 24H4NWX5CO) (KAOLIN - UNII:24H4NWX5CO)	KAOLIN	5 [hp_X] in 12 [hp_X]
VANADIUM (UNII: 00J9J9XKDE) (VANADIUM - UNII:00J9J9XKDE)	VANADIUM	12 [hp_X] in 12 [hp_X]
ZINC (UNII: J41CSQ7QDS) (ZINC - UNII:J41CSQ7QDS)	ZINC	8 [hp_X] in 12 [hp_X]
MAGNESIUM CHLORIDE (UNII: 02F3473H90) (CHLORIDE ION - UNII:Q32ZN48698)	MAGNESIUM CHLORIDE	7 [hp_X] in 12 [hp_X]
SULFUR (UNII: 70FD1KFU70) (SULFUR - UNII:70FD1KFU70)	SULFUR	4 [hp_X] in 12 [hp_X]

INACTIVE INGREDIENTS	
Ingredient Name	Strength
MAGNESIUM SULFATE HEPTAHYDRATE (UNII: SK47B8698T)	
CEROUS OXALATE NONAHYDRATE (UNII: 0UV74P3R0J)	
SILICON DIOXIDE (UNII: ETJ7Z6XBU4)	
SODIUM CHLORIDE (UNII: 451W47IQ8X)	
POTASSIUM SILICATE (UNII: J86L1GUL6K)	
TITANIUM (UNII: D1JT611TNE)	
ALUMINUM OXIDE (UNII: LMI2606933)	
PHOSPHORUS (UNII: 27YLU75U4W)	

PACKAGING

#	Item Code	Package Description	Marketing Start Date	Marketing End Date
1	NDC:81488-011-30	30 [hp_X] in 1 BOX;Type 0: Not a Combination Product	08/01/2023	

MARKETING INFORMATION

Marketing Category	Application Number or Monograph Citation	Marketing Start Date	Marketing End Date
unapproved homeopathic		08/01/2023	

MEB 글루코 바이탈리티

MEB Gluco Vitality

Gluco Vitality 패치는 당뇨 환자들의 혈당 수준을
안정화하고 혈류를 향상시켜 혈관 건강을 증진시키고
포괄적으로 당뇨병 치료에 접근합니다.

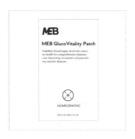

FDA NDC Code : 8148801030

✅ ACTIVATE INGREDIENT

- · Ferum Metalicum
- · Magnesia Sulphurica
- · Phosphorus
- · Calcarea Fluorata
- · Zincum Metallicum
- · Vanadium
- · Metallicum
- · Sulphur

✅ INACTIVE INGREDIENTS

- · Alumina
- · Alumina Silicata
- · Cerum Oxalicum
- · Ferrum Muriaticum
- · Kali Silicatum
- · Natrum Nitricum
- · Manganum Metallicum
- · Natrum Nitricum

✅ PURPOSE Active Ingredients Purpose

- · Ferum Metalicum 7X HPUS -------- Congestion of Blood
- · Magnesia Sulphurica 7X HPUS -----Diabetes
- · Phosphorus 6X HPUS -------------- Vascular Deases
- · Calcarea Fluorata 6X HPUS -------- Vessels-lipids
- · Zincum Metallicum 8X HPUS -------- Varicose Vein
- · Vanadium Metallicum 12X HPUS ---- Atheroma of Arteries
- · Sulphur 4X HPUS -------------------- Varicosities

✅ INGREDIENTS AND APPEARANCE

MEB GLUCO-VITALITY PATCH
meb gluco-vitality patch patch

PRODUCT INFORMATION			
Product Type	HUMAN OTC DRUG	Item Code (Source)	NDC:81488-010
Route of Administration	TRANSDERMAL		

ACTIVE INGREDIENT/ACTIVE MOIETY		
Ingredient Name	Basis of Strength	Strength
MAGNESIUM SULFATE HEPTAHYDRATE (UNII: SK47B8698T) (MAGNESIUM CATION - UNII:T6V3LHY838)	MAGNESIUM SULFATE HEPTAHYDRATE	7 [hp_X] in 12 [hp_X]

PHOSPHORUS (UNII: 27YLU75U4W) (PHOSPHORUS - UNII:27YLU75U4W)	PHOSPHORUS	6 [hp_X] in 12 [hp_X]
CALCIUM FLUORIDE (UNII: O3B55K4YKI) (FLUORIDE ION - UNII:Q80VPU4080)	CALCIUM FLUORIDE	6 [hp_X] in 12 [hp_X]
VANADIUM (UNII: 00J9J9XKDE) (VANADIUM - UNII:00J9J9XKDE)	VANADIUM	12 [hp_X] in 12 [hp_X]
ZINC (UNII: J41CSQ7QDS) (ZINC - UNII:J41CSQ7QDS)	ZINC	8 [hp_X] in 12 [hp_X]
IRON (UNII: E1UOL152H7) (IRON - UNII:E1UOL152H7)	IRON	7 [hp_X] in 12 [hp_X]
SULFUR (UNII: 70FD1KFU70) (SULFUR - UNII:70FD1KFU70)	SULFUR	4 [hp_X] in 12 [hp_X]

INACTIVE INGREDIENTS

Ingredient Name	Strength
ALUMINUM OXIDE (UNII: LMI2606933)	
KAOLIN (UNII: 24H4NWX5CO)	
CEROUS OXALATE NONAHYDRATE (UNII: 0UV74P3R0J)	
POTASSIUM SILICATE (UNII: J86L1GUL6K)	
MANGANESE (UNII: 42Z2K6ZL8P)	
FERRIC CHLORIDE HEXAHYDRATE (UNII: 0I2XIN602U)	
SODIUM NITRATE (UNII: 8M4L3H2ZVZ)	

PACKAGING

#	Item Code	Package Description	Marketing Start Date	Marketing End Date
1	NDC:81488-010-30	30 [hp_X] in 1 BOX;Type 0: Not a Combination Product	08/01/2023	

연구진행과정 & 제휴단체

퓨리톤은 22여년 전부터 광물의학을 토대로 미국(FDA, Stanton University, U.C Irvinee Medical center, Utah State University, US Contiental etc.)에서 질병 치료를 위한 바이러 스 실험, FDA 항균실험, 독성, 안전성 실험을 거쳐 미국 FDA 일반의약품 (Homeopathy)으로 승인되어 제품으로 출시.

· **THE UNIVERSITY OF CALIFORNIA IRVINE 연구 및 MOU**

· **Utah State University 임상실험**

· **단국대학교 병원과 연구 및 임상에 관한 MOU**

· **원광대학교 약학대학 (주)퀀텀엔에스 임상 MOU**

· **삼성병원 협업 및 성균관 의대 공동연구**
  : 퓨리톤 소재를 활용한 반려동물 제품 개발

· **단국대학교 조직재생연구원과 연구 및 임상에 MOU**

· **전북대학교, 목포대학교, 동신대학교 등에서 다수 연구 실행 완료**

연구대학 및 제휴단체

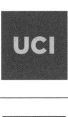	· 캘리포니아 주립 대학교-어바인(Irvine) · 미국 내 최고 수준의 실험 및 임상 테스트 기관 · 당사와 각종 실험 및 임상 테스트에 관한 통합적 제휴 · 특히, 암 연구센터에서 항암에 필요한 연구 추진 · 당사의 수석 연구원이 임상에 관한 연구 총괄
	· 유타주립대학교 · 미국 내 최고 수준의 바이러스 실험 및 연구 전문 기관 · 당사와 각종 바이러스 실험 및 테스트에 관한 통합적 제휴 · 현재 ZIKA바이러스를 비롯한 각종 항 바이러스 연구를 진행하고 있으며, 　향후에도 지속적인 연구 및 실험을 공동으로 추진하는 업무 제휴를 체결
	· 미국 FDA 승인 GMP 제조기업 · 당사의 제품 Packaging 전담 · 제품 Design 및 Packaging Design 업무제휴
	· 미국의 유명한 미디어 채널 · 자체의 유통 라인을 가지고 우수한 제품을 홍보/판매 · 퓨리톤과의 계약을 통해 퓨리톤의 제품을 미국 전역으로 판매
	· 미국 내 베트남 사회의 가장 주목받는 미디어 기업 · 홈쇼핑 채널의 생방송 인터뷰와 자체 온라인 쇼핑몰/소매점 판매를 통해 시너지 극대화 · 2017년 2월 Puriton 제품을 통해 판매, 고객관리 및 인지도 면에서 높은 실적
	· 미국한의대 설립, 광물 연구소 협업 · 미국 내 최초로 한식학과 설립 및 한식 연구원 운영 · CCIK (한식 문화재단)과 협력하여 한식 연구 및 교육 진행 · 비즈니스/마케팅 커리큘럼을 통한 미국 내 시장진입을 위한 폭넓은 인프라

	· 급성췌장염효과 실험 · 약학대학 & 한의대 공동 연구 진행 · (주)퀀텀엔에스 임상 MOU
	· 단국대학교 병원과 연구 및 임상에 관한 MOU
	· 성균관 의대 공동연구 · 동물실험 (펫제품)

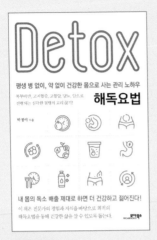

해독요법

박정이 지음
304쪽 | 30,000원

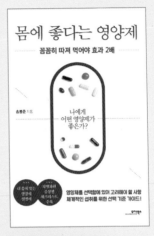

몸에 좋다는 영양제

송봉준 지음
320쪽 | 20,000원

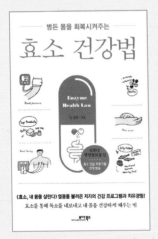

효소 건강법 (개정 10쇄발행)

임성은 지음
264쪽 | 15,000원

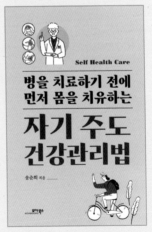

자기 주도 건강관리법

송춘희 지음
280쪽 | 16,000원

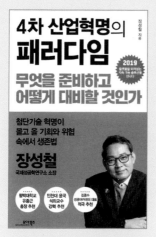

4차 산업혁명의 패러다임

장성철 지음
248쪽 | 15,000원

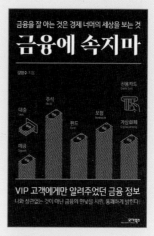

금융에 속지마

김명수 지음
280쪽 | 17,000원

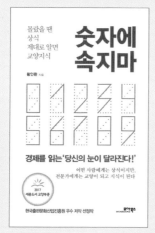

숫자에 속지마

황인환 지음
352쪽 | 15,000원
(2017 세종도서 교양부문 선정)

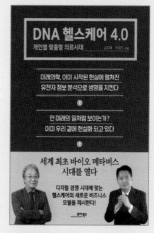

DNA 헬스케어 4.0

김희태 · 허성민 지음
260쪽 | 17,000원

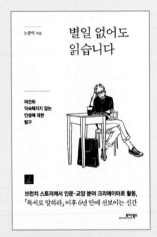

별일 없어도 읽습니다

노충덕 지음
312쪽 | 18,000원

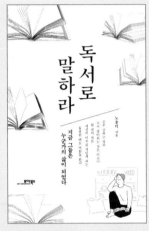

독서로 말하라

노충덕 지음
240쪽 | 14,000원

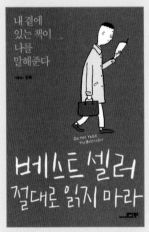

베스트셀러 절대로 읽지 마라

김욱 지음
288쪽 | 13,500원

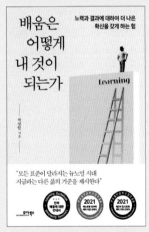

배움은 어떻게 내 것이 되는가

박성일 지음
212쪽 | 16,000원
(2021 텍스트형 전자책·오디오북 제작 지원 선정)

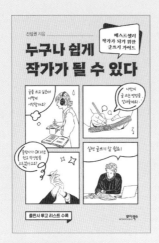

누구나 쉽게 작가가
될 수 있다

신성권 지음
284쪽 | 15,000원

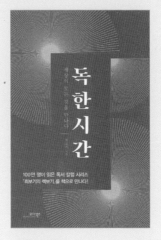

독한 시간

최보기 지음
248쪽 | 13,800원

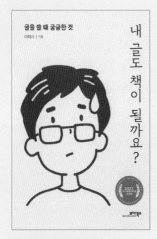

내 글도 책이 될까요?

이해사 지음
320쪽 | 15,000원
(2021 우수 출판콘텐츠 선정작)

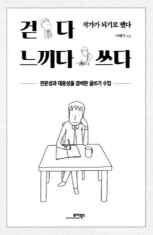

걷다 느끼다 쓰다

이해사 지음
364쪽 | 15,000원

STONE MEDICINE 광물의학

초판 1쇄 인쇄	2024년 07월 15일	
1쇄 발행	2024년 07월 25일	

지은이	김광호
발행인	이용길
발행처	**모아북스** MOABOOKS

관리	양성인
디자인	손은정
홍보	김선아

출판등록번호	제10-1857호
등록일자	1999. 11. 15
등록된 곳	경기도 고양시 일산동구 호수로(백석동) 358-25 동문타워 2차 519호
대표 전화	0505-627-9784
팩스	031-902-5236
홈페이지	www.moabooks.com
이메일	moabooks@hanmail.net
ISBN	979-11-5849-240-3 13510

모아북스 는 독자 여러분의 다양한 원고를 기다리고 있습니다.
(보내실 곳 : moabooks@hanmail.net)